MINT
ROSEMARY
GERANIUM
LAVENDER

香氣 腦科學

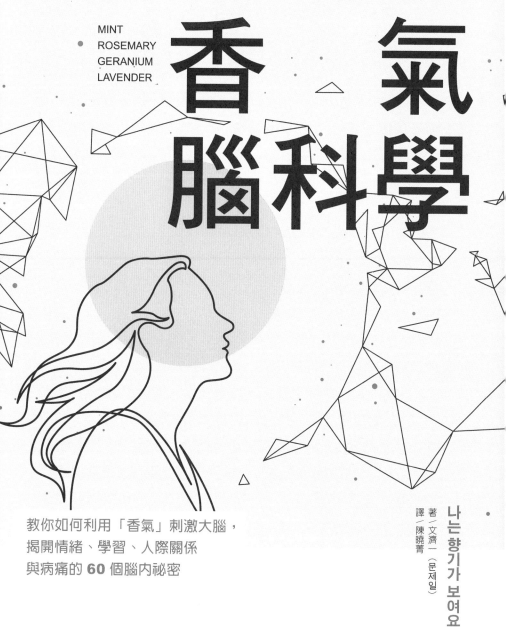

教你如何利用「香氣」刺激大腦，
揭開情緒、學習、人際關係
與病痛的 **60** 個腦內祕密

나는 향기가 보여요

著／文濟一（문제일）
譯／陳曉菁

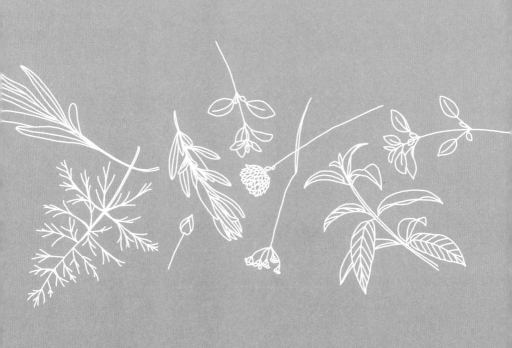

序言

「嗅覺是無所不能的魔法師，不僅能傳遞遠方徐徐飄來的食物香氣，還能夠將埋藏在腦海深處的幸福回憶再次喚醒。」

"Smell is a potent wizard that transports us across thousands of miles and all the years we have lived."

——海倫・凱勒（Helen Keller）

海倫・凱勒出生不久之後，因為罹患腦膜炎而失去了視覺和聽覺。從此之後，她的世界裡只剩下嗅覺和觸覺。特別的是，海倫・凱勒的嗅覺非常敏銳，光是憑著嗅覺就能夠猜測出他人的職業，甚至可以預測天氣狀況。正如海倫・凱勒所描述的：「嗅覺是無所不能的魔法師，不僅能傳遞遠方徐徐飄來的食物香氣，還能夠將埋藏在腦海深處的幸福回憶再次喚醒。」

在大腦的各種感知器官當中，我之所以會特別去研究嗅覺器官，正是因為它能夠悄悄地傳遞被眼睛和耳朵忽略掉的重要訊息，讓人從中得到一種不可言說的樂趣。身為一名研究嗅覺這種神奇感官的科學家，人們稱呼我為研究大腦的香氣博士。

那麼大腦究竟是什麼呢？很多對腦科學好奇的人，都以為它是近來才登場的一門學問，或者認為它是一般大眾難以接近的特殊領域。不過，其實腦科學並不是一門新興學科，早在二千五百多年前，被後代世人公認為醫學之父的希波克拉底（Hippocrates），在對大腦進行研究後表示：「大腦是掌管人類智能與感情的地方。」此後過了五百年，羅馬皇帝的侍醫克勞狄烏斯・蓋倫（Claudius Galenus）透過大腦的解剖和研究，整理後更具體地提出：「腦是將人類思考過程、情緒以及記憶進行調節的地方。」其後，西班牙的腦病理學家拉蒙・卡哈爾（Santiago Ramón y Cajal）藉由觀察染色的腦組織發現：「腦內的神經細胞是獨立的單元，彼此之間透過突觸進行溝通。」而這個發現，也讓卡哈爾教授在 1906 年首度以腦科學領域的研究獲得諾貝爾獎。由此可見，腦科學是人類長期以來一直堅持提出疑問並進行研究的主題。

此外，腦科學也不是一般人難以接近的科學。正如我們不懂電

腦的結構和製造方法，卻也能好好地使用電腦一樣，即使我們對大腦的結構與運作過程缺乏專業知識，仍然可以使用大腦來解決所有問題並找出答案，從猶豫與決定、愛與恨之中做出抉擇。讓我用一個非常簡單的例子來說明，人類歷史中的所有父母親大概都說過這句話：「頭腦越用越聰明。」然而「赫布理論」和「神經可塑性理論」都是二十世紀才被證明出來的，我們的長輩們應該不可能是聽過這些理論才說出那番話吧？這本書裡包含了上述的故事，那些我們以往並不知曉，但是長久以來一直抱持著好奇，或是在日常生活中經常使用的腦科學故事。

　　進入二十一世紀後，美國普林斯頓大學的認知科學家承現峻（H.Sebastian Seung）教授，藉由長期的腦科學研究及其發現，將之定義為「我是我的連結體（connectome）」。讓我們重新整理一下，在上個世紀，透過眾多大腦研究學者的探索，傳達給我們最重要的訊息是：「神經細胞透過突觸和其他神經細胞不斷地溝通，在反覆的溝通之下，最後決定我們的自我認同。」意即「腦是藉由不斷的溝通才得以成長，並且塑造自我」。我對大腦了解得越多，就越覺得它似乎在耳邊對我竊竊私語，告訴我：「我跟你沒有什麼不同，透過我來回顧你自己，藉由我可以讓你更了解你周遭的人。」神奇的是，在腦海裡發生的事情，真的與我們日常生

活中發生的事件十分相似。舉例來說，腦內神經細胞與身體內的其他細胞不一樣，它們無法獨自生存，必須持續地與其他細胞溝通，得到刺激之後才得以生存下去。就像我們若是無法與朋友或家人溝通，生活上就會面臨很大的困難，但不管肉體上有多疲勞，只要能夠得到家人或朋友的慰藉，我們就有動力可以再繼續堅持下去。就像這樣，其實發生在腦中的各種現象，與我們生活的現實世界並沒有太大的不同，每個人都會有一種想把自己的心情與周圍人們分享的欲望。

　　在成為香氣博士之前，我接觸到了很多腦內神祕的科學現象，每次對腦部有更進一步了解的瞬間，都會感到十分地幸福。而這本書的內容，囊括了我在教室裡與學生們分享的討論議題，以及在研究室裡實際執行後所得到的實驗成果，還有數次在直接面對大眾演講後，於提問時間裡所得到的回應，等於是將我的幸福記憶整理成冊的作品。若是與全世界腦科學家們所發表的趣味大腦知識相比，本書只能算是傳播了一些淺薄的專業知識而已，應該算是介於專業類書與腦科學入門書之間的著作。因此，對於夢想成為腦科學家的學生、對腦科學感興趣卻又望之卻步的人、以及跟我一樣想要透過腦中發生之事來觀察世界的人，這本書可以成為你往前邁進的一塊堅固墊腳石。我希望藉由這本書所散發出來

的淡淡幽香，能夠激起讀者們對腦科學的好奇，幫助大家更進一步地接近腦科學。

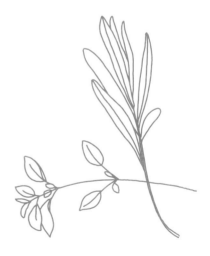

Chapter 1
薄荷
情緒的腦科學

Chapter 2

迷迭香

學習的大腦科學

Chapter 3

天竺葵

人際關係的腦科學

Chapter 4
薰衣草
疼痛的腦科學

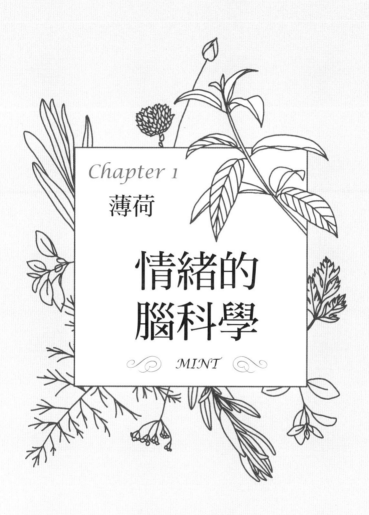

Chapter 1

薄荷

情緒的
腦科學

MINT

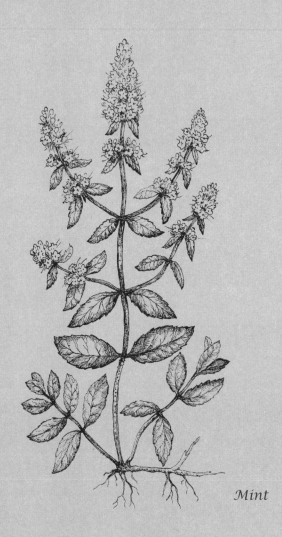

Mint

壞心眼的大腦，
別人的不幸就是我的幸福？

　　每次過年過節的時候，大家都會忘掉之前工作的辛苦，久違地回老家去探親訪友，和大伙們聚在一起享受美食，愉快地度過假期。偶然聽聞直到前不久還開著高級進口車四處蹓躂的老同學，突然因為事業陷入困境而負債累累，或是本來位居高位而瞧不起其他人的昔日同窗，忽然被公司發配邊疆的消息。此時，你的內心是否曾經出現「他們真是活該」的念頭呢？

　　這種對他人的不幸產生微妙快感的情緒，在心理學上被稱為「幸災樂禍」（schadenfreude）。在德語中這是一個古老的字彙，是結合「痛苦」（schaden）與「快樂」（freude）兩個詞而成的單字。若要直譯，大概就是「別人的痛苦是我的快樂」的意思。如果非要用韓語來說的話，應該是「活該」（ssaem tong）二字吧。無論

是德語或韓語，兩者皆是以「S」發音開頭的單字，真是一種神奇的偶然。

總而言之，像這種「別人的不幸就是我的幸福」的感情，也是我們大腦中神祕的協調功能之一。

日本國立放射線醫學研究所的高橋秀彥博士以年輕人為對象進行了實驗，首先讓他們想像一下「同學們在社會上獲得成功，過著令人羨慕的生活」的場景，發現他們大腦前扣帶迴皮質（anterior cingulate cortex）的活動變得活躍，而大腦的前扣帶迴皮質是掌管不安情緒或痛苦的地方。相反地，當他們想像「原本令人羨慕的同學因為意外事故或是配偶外遇而陷入不幸」時，產生快感的報酬迴路依核（nucleus accumbens）則會變得活躍，進而取代了前扣帶迴皮質的作用。也就是說當看到別人發生不幸時，我們內心會產生一種快感。

有趣的是，研究發現學業成績不佳且缺乏自信的人，比起對於自己成績的感受，當他們發現原先成績優異的學生考試搞砸的時候，心中反而會產生更大的快感。這是荷蘭萊登大學研究團隊所發表的研究成果，另外，他們也發現，當自己學業成績進步並且

恢復自信後，看到別人的不幸所產生的快感也會隨之下降。也就是說，當自信心提高時，就不需要從別人的不幸中尋找讓自己幸福的感受了。

那麼，為什麼我們會對別人的不幸產生「活該」這種壞心眼的感情呢？是因為我們的大腦希望自己比別人更加優秀，因此不斷地在心裡與他人做比較的關係，這種現象並非只發生在大人身上。美國喬治亞大學的亞伯拉罕‧泰瑟教授針對小學生也進行了實驗，若是朋友在自己不感興趣的領域裡表現優異，那麼他們就會不吝惜讚美朋友；但是在自己喜歡的領域裡，他們則會主張自己做得比朋友更好。只要發現某件自己比他人更加擅長的事，大腦就會產生快感，自尊心也會隨之提高，所以比起他人的優點，人類的大腦更容易找到別人的缺點。

由於大腦有這種惡劣的毛病，因此我們可以看到某些人連續數年每天不惜熬夜，在網路上寫下數千則惡意留言。與其尋找別人的優點，還不如去挖掘一些雞毛蒜皮的小事加以批評，然後他們再從這些惡評中得到快感。久而久之，大腦就會像中毒一樣，那些對其他人而言微不足道的小事，他們也可以吹毛求疵尋釁滋事，最後成為惡意留言的中毒者。

若是以家庭為目標，出現這種現象的話，那麼當事人就會把自己的丈夫、妻子或是子女不斷地與他人進行比較，對親愛的家人說出傷人話語的場面，也會每天反覆上演。我們的大腦真的很壞吧？或許大家欣羨的「模範生」也是我們這個惡劣大腦所創造的「幻想人物」。如果心中沒有愛，就絕對無法找到對方的優點。

　　因此，我希望大家務必拜讀隱約散發出蘭花香氣的柳岸津隨筆作品《憧憬芝蘭之交》。說不定原本看起來一無是處，讓你覺得礙眼的家人和鄰居，在重新審視之後，你會發現其實他們還是很可愛的。

香氣腦科學
教你如何利用「香氣」刺激大腦，揭開情緒、學習、人際關係與病痛的 60 個腦內祕密

大腦感受到的第五種味道

　　我們現在之所以可以享受爽口的烏龍湯麵，都得感謝距今一百年前，那位沉迷於味覺研究的日本教授。日本科學家池田菊苗博士畢業於東京帝國大學，其後前往德國留學，在全新的世界裡品嚐到截然不同的食物味道。人類可以感受味道，是因為舌頭味蕾上的味覺細胞感知到食物中的化學物質，將訊息傳達給神經細胞，然後大腦才能夠進一步辨別味道。鹹味是來自於食物中的鈉；酸味是氫離子；甜味是糖分；而苦味是含有鎂、鈣等的礦物鹽或膽酸等，當感知到這些有機物質時，大腦就可以分辨出酸甜苦辣的味道。

　　池田博士留學德國時，當代的腦科學家們主張人類只能分出鹹味、酸味、甜味以及苦味四種味道。然而，池田博士在接觸多種飲

食的過程中，發現除了這四種味道之外，他在日本曾經親自體驗過其他味道，於是開始激發了他的好奇心。池田博士認為，這並不是大家所熟悉的那四種味道，而是一種新的味道。在結束兩年的留學生活後回到日本，他立刻就對傳統日本料理中經常使用於高湯的昆布展開研究。最後，終於在 1908 年，證實高湯裡的滋味是「穀氨酸鈉」，而他將這第五種味道命名為「鮮味」（Umami），並且取得了專利權。此後，日本的科學家們又陸續發現其他不同的鮮味物質，像是肌苷酸（1913 年由小玉新太郎博士發現）以及單磷酸鳥苷（1957 年由國中明博士發現）。

池田博士以鮮味的專利權為基礎，將其進一步推向商業化。在取得專利權的一年後，也就是 1909 年，終於成立了世界級的調味料公司「味之素株式會社」，並且推出全世界最早的鮮味化學合成調味料——味精（Monosodium Glutamate），也就是 MSG。味之素株式會社打從創立公司以來，就一直將「鮮味世界化」的理念當作目標，努力開拓出口市場，最終得以在 1917 年於美國紐約開始銷售。

而現在我們所熟知的 MSG 負作用，則是來自於美國的中式餐廳。很多美國人在中式餐廳吃完料理後，反應肩頸會變得僵硬，

也有人表示會頭暈目眩，因此這種症狀也被稱為「中國餐館症候群」（Chinese restaurant syndrome）。許多科學家在調查原因時發現，美國的中式餐廳為了在短時間內做出美味可口的料理，經常過度使用調味料。MSG 透過這些加了大量調味料的料理進入我們的身體，進而傳達到大腦，給調節身體興奮性神經傳達系統的麩胺酸活動帶來混亂，誘發了頭痛與眩暈症。當這些研究報告公諸於世後，MSG 即被冠上了「危害身體的調味料」之污名。

其實，麩胺酸（glutamic acid）是組成生物體內各種蛋白質的二十種胺基酸之一，而 MSG 是在麩胺酸的羧基（carboxyl group）上添加鈉，單純地使其易溶於水，關於 MSG 副作用的研究結果，至今依然存在著爭議。實際上，透過大量的研究，歐盟食品科學委員會已經在 1991 年承認 MSG 的安全性；美國也在 1995 年完成對 MSG 的安全性驗證；澳洲和紐西蘭則是在 2002 年通過安全性評價，做出了 MSG 對人體無害的結論。儘管如此，世界各地對 MSG 副作用的研究仍然不間斷地進行著。透過關於鮮味的基礎研究，近來在發現鮮味受體之後，許多食品都致力於開發將 MSG 副作用最小化的替代性調味料。因為一位科學家的好奇心而展開的味道之旅，竟然造就了世界性的調味料公司，讓全世界一百三十多個國家的人們得以盡情享受鮮味的美妙，真是令人始料未及。

最近有一種全新的味道在調味料市場備受矚目，即「濃郁味」。如果以韓國飲食中常見的食材來看，應該就是百年老店釀造醬油或是陳年泡菜中孕育出的味道。若是在未來的科學英才當中，也有人能夠像池田教授一樣解開濃郁味之謎的話，那麼我想今後任誰都可以輕易品嚐到安東宗家醬油的濃厚滋味，今年出產的紅酒，也可以在一瞬間變成擁有深厚醇香的百年葡萄酒吧？

讓大腦快樂的蔘雞湯

　　每年的夏天總是酷暑難耐。在炎炎夏日裡，有許多人選擇去山上或溪邊避暑，即使沒有閒暇度假，應該也會利用補品來調養因暑氣而感到疲憊的身體吧？在眾多補品當中，蔘雞湯可說是替虛弱的身體增加元氣的夏季代表滋補料理。從營養學的角度來看，蔘雞湯是一道蛋白質、脂肪以及碳水化合物兼具的優秀料理。當我們喝下蔘雞湯裡熱騰騰的湯汁時，身體會因大汗淋漓而感到暢快；當我們啃一口蔘雞湯裡的雞腿，咀嚼著填塞在雞腹中的糯米時，腦海就會不自覺地響起美麗的交響曲，感受到的幸福滋味會讓人暫時忘卻外頭的烈日酷暑。

　　夏季蔘雞湯帶給我們像魔法般的所有一切，其實都是在欺騙我們的大腦。大腦中有一個叫做「下視丘」的器官，主要用來調節

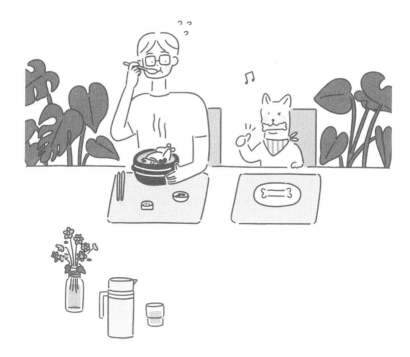

香氣腦科學
教你如何利用「香氣」刺激大腦，揭開情緒、學習、人際關係與病痛的 60 個腦內祕密

體溫。在炎熱的夏天溫度上升時，下視丘會讓皮膚血管擴張，加速體熱散失；相反地，在寒冷的冬天溫度下降時，它會讓皮膚血管收縮，使我們的身體不自覺地顫抖，藉此提高體內溫度，以保持體溫的恆定性。當我們在炎熱的夏天吃熱騰騰的食物時，體內溫度會隨之升高，而下視丘為了維持體溫，便會藉由排汗來降低皮膚溫度，因此夏天喝熱湯時才會有一種涼爽的感覺。在沒有冷氣或冰箱的年代，我們的祖先正是用這種「以熱治熱」的方法來抵抗酷暑侵襲。

最近美國耶魯大學達納・史莫爾（Dana Small）教授的研究團隊表示，如果只吃雞肉或白飯的話，無法體驗吃蔘雞湯時所感受到的幸福感。就研究團隊所發表的內容來看，大腦中感知攝取脂肪的路徑和感知攝取碳水化合物的路徑是不同的，大腦分別感知經由這些路徑所攝取的營養並且產生反應。而神奇的是，即使是相同卡路里的食物，比起單純高脂肪或高碳水化合物的食物，同時包含脂肪與碳水化合物的食物反而會讓腦內補償迴路的活性度變得更高。也就是說，在我們的大腦裡，吃到脂肪含量高的雞肉或是由碳水化合物組成的白飯，兩者所感受到的幸福感是由不同路徑分別計算的。但是如果同時吃了雞肉和白飯，大腦就會被搞得一團混亂，在錯誤計算之下讓幸福感倍增。比起只吃單一食物，

同時攝取脂肪與碳水化合物時會讓人更加地滿足。

　　本來腦中各迴路所帶來的幸福感應該是用加法來計算，不過說得誇張一點的話，也許說是有加乘效果也不為過吧？說不定正是因為我們的大腦對算術不太靈光，所以才會讓我們即使已經吃肉吃到撐，也不忘再加上一份大醬湯和一碗白飯，最後不小心讓體重又多了好幾公斤。在炎炎夏日裡，就讓我們暫時把減肥拋到腦後，好好地享受同時具有脂肪、碳水化合物和蛋白質的蔘雞湯，用營養滿分的料理戰勝酷暑，並且讓大腦補償迴路極大化，使幸福感受倍增吧！清涼的冰淇淋也是富含碳水化合物和脂肪的食物，在下午休息時間吃支冰淇淋，可以讓我們的大腦更滿足，這個點子不錯吧？

看到別人成功就眼紅的原因

最近人們透過 SNS 來了解朋友的近況，也會與完全不認識的網友進行交流。看到朋友們在 SNS 上於知名景點拍照打卡，或是炫耀某件自己非常想要的東西時，心中除了欣羨不已之外，不免也開始感嘆自己的寒酸與落魄。如此看來，SNS 上的朋友似乎都過得比我更加幸福，難免讓人心中有些不是滋味。

這種現象正是由於腦和消化器官相互交流所致，稱為腦腸之交互作用（brain-gut interaction）。若是嚴重消化不良，頭痛的症狀也會伴隨而來；如果頭痛欲裂的話，往往也會引起消化不良，這些都是很典型的例子。近來《自然》（*Nature*）期刊也刊登了針對此現象所進行的研究彙整報告。

依據內容所示，其實大腦和腸道之間有著密切的相互交流，大腦向免疫器官與合作的腸道發出訊號時，腸道內的微生物就會開始進行對身體有益的活動，而腸道內的微生物透過消化食物的過程，則會製造出大腦中重要的神經傳導物質或代謝物組（metabolome），然後透過這些物質與大腦互相交流。

近來，瑞典卡羅林斯卡學院研究所的斯文‧皮特森（Sven Pettersson）教授研究團隊發表了一項成果，證實生活在腸道中的微生物可以有效啟動血腦屏障（防止毒素從血管進入大腦的障壁），藉此保護大腦免於受到各種危險。另外，愛爾蘭神經科學家約翰‧克萊爾（John Cryan）教授更進一步深入研究，他將老鼠的腸道清掃得一乾二淨，使微生物無法在裡頭生存，結果發現老鼠出現與人類的焦慮症和憂鬱症相似的行為，甚至還有自閉症的傾向。接著，他將這些行動異常的老鼠的腸道重新恢復成微生物得以生存的良好狀態，結果牠們的症狀立即得到緩解。

特別是存在人類腸道中的比菲德氏菌（bifidus）等乳酸菌（喝母乳長大的嬰兒腸內乳酸菌較多，若是乳酸菌不足可能會造成腹瀉），是其中效果最為顯著的菌種。該研究首次證實了透過飲食療法的確可以改變心理狀態。

香氣腦科學
教你如何利用「香氣」刺激大腦，揭開情緒、學習、人際關係與病痛的 60 個腦內祕密

其後 UCLA 的埃梅蘭‧邁爾（Emeran Mayer）教授研究團隊直接以人類為對象進行了實驗。首先分為兩個實驗組，一組是每天固定喝兩次乳酸菌的人，另一組則是完全不喝的人，然後觀察他們對於壓力環境的反應為何。研究團隊將會引發不適或警戒心的照片拿給這兩個實驗組的人看，接著利用腦部影像設備觀察他們大腦的活性。沒有喝乳酸菌的人感到緊張時，腦部活動會變得非常活躍，相反地，喝了乳酸菌的人卻沒有出現強烈的腦部活動。也就是說，實驗證實了藉由持續飲用乳酸菌來維持腸內微生物的人，即使在壓力環境中也不會失去平常心。早在遙遠的過去，祖先們就曾經告誡我們要遠離刺激腸胃的辛辣食物，才能保有平靜的性情，也許現在只是用科學來證明這個論點而已。結論是唯有讓腸道舒適，我們的大腦才會變得安定，也只有這樣，才能夠擁有強健的腦力來迎接壓力和挑戰。讓我們從今天開始遠離酒精或刺激性食物，透過規律的飲食讓腸道處於舒暢狀態，如此一來，即使看到別人功成名就，應該也不會妒火中燒了吧？

希波克拉底的頭腦
和亞里士多德的心臟

　　人們從很久以前就對大腦十分感興趣，但現在我們所熟知的大腦功能，是在近代才用科學方法進行證實。歷史上具代表性的智者們，似乎也對大腦抱有許多疑惑。首先是被稱為「醫學之父」的希波克拉底（B.C.460? ～ B.C.377?），他主張「大腦是掌管智能與感情的地方」。在沒有任何尖端設備的二千五百年前，希波克拉底就能給予大腦這樣精確的定義，讓人不得不對他的洞察力感到嘆為觀止。

　　而希臘最著名的哲學家，同時也是亞歷山大大帝的老師亞里斯多德（B.C.384 ～ B.C.322），則是主張「心臟負責掌管思緒，而大腦只是單純將從心臟流出的血液進行散熱的地方」。也許亞里斯多德是在某個因酷暑而夜不成眠的晚上，對於大腦展開了哲學

性的思考，可是卻因為無法讓腦袋冷靜下來，所以才做出了這樣的結論。此後，雖然有許多哲學家試著挑戰亞里斯多德的主張，但是最終仍然無法戰勝他。亞里斯多德的主張一直到四百多年後，才被一位曾經擔任羅馬皇帝宮廷醫生的克勞狄烏斯·蓋倫（129?～199?）給推翻。蓋倫認為：「大腦是掌控人類思想、情緒和記憶的地方。」身為羅馬皇帝的宮廷醫生，蓋倫的地位大概等同於韓國歷史上的許浚，而他也像許浚一樣對醫學充滿了好奇，除了對活體動物施行解剖，也進行了許多與神經系統相關的實驗性研究。蓋倫有著貫徹始終的實驗精神，並且以研究成果做為基礎取得結論，因此獲得了廣大的支持。

其後，大約在一千七百年後的某一天，發生了一件對某個人來說相當悲慘的事故，但是對於全體人類而言，卻像是福音一般的奇蹟事件，讓腦部研究出現了巨大的轉機。美國某家鐵路公司的工人費尼斯·蓋吉（Phineas Gage），在 1848 年 9 月 13 日接受爆破任務，負責炸開掉在鐵軌上擋住去路的石頭，卻因為爆炸意外導致鐵棒貫穿蓋吉的臉頰，由額頭上方頭頂處穿出腦殼（蓋吉的頭蓋骨和鐵棍目前於哈佛大學博物館展示中）。然而在遭遇事故之後，蓋吉反倒還安慰手忙腳亂的醫生，大家都認為他是一個既善良又體貼的人。蓋吉大難不死，不但記憶很完整、說話沒有異

常，而且身體所有部位都沒有出現麻痺症狀，村民們都很替他高興。

但奇怪的是，隨著蓋吉慢慢康復，他的性格卻開始產生轉變，不僅對村子裡的人說粗話，大白天調戲婦女，甚至還滿口謊言。透過蓋吉的例子，神經學家終於得知大腦是管控人類智能與感情的器官，並且了解大腦的不同區域分別掌管不同情緒。透過後續的研究更進一步發現，蓋吉因為意外受傷的地方是前額葉皮質，而前額葉皮質是區分人類與靈長類最具決定性的地方，也是最具「人性」的部位。

那麼，主張心臟掌管記憶功能的亞里斯多德，真的是因為被熱昏頭而胡言亂語嗎？也許他所說的並非全無道理。最近亞利桑那州立大學的格里‧施瓦茨（Gary Schwartz）教授因為提出了「細胞記憶」（接受器官移植的患者身上，出現了捐贈者個性或人格的現象）而廣為大眾所知。根據施瓦茨教授的論文所示，接受心臟移植的人與提供心臟者，無論在記憶、才能或是品性方面都有很高的相似性。雖然目前醫學界和科學界並不看好施瓦茨教授的理論，不過其實遠在二千五百多年前，亞里斯多德就已經主張「細胞記憶」這樣的論點了。即使現代的腦科學家們已經不需要打開

香氣腦科學
教你如何利用「香氣」刺激大腦，揭開情緒、學習、人際關係與病痛的 60 個腦內祕密

頭蓋骨，就可以利用各種尖端設備測定思緒的訊號，但是他們最終還是敵不過人類有史以來最偉大的智者希波克拉底與亞里士多德，至今仍然無法提出超越這兩位哲學家的創新理論。研究大腦的腦科學家之路，與尋找自我的哲學家之道，最後似乎殊途同歸了呢！

衝動購物之神降臨！神經行銷學

　　每當百貨公司週年慶活動展開時，不知道為什麼總有一種不買就會造成莫大損失的感覺，所以跟著大家盲目地衝向百貨公司。在萬頭攢動中深怕好東西被別人搶光，心裡莫名地焦慮起來，於是毫不猶豫地把貨架上的東西拿去結帳。可是這種彷彿撈到好處的滿足感卻只出現一下子，過不了多久就開始後悔自己為何要買這些東西回來。

　　當我們看到想擁有的東西，產生強烈的購買欲望時，都會形容是「衝動購物之神降臨了」。這種行為，其實是依據腦細胞皮質部位的活性化而做出的反應。若是得到我們心儀已久的物品，掌管大腦補償和快感的中樞神經依核就會變得活化，啟動補償迴路和快感迴路，讓我們產生滿足感，因此才會出現購買的行為。一

香氣腦科學
教你如何利用「香氣」刺激大腦，揭開情緒、學習、人際關係與病痛的 60 個腦內祕密

旦開啟購物欲買了某樣東西，而且找到充足的購買理由，那麼我們的大腦就會產生一種幸福感。此時，判斷這個非購買不可的理由是否合理的部位，正是負責掌控理性思考的「新皮質」。這個東西對我而言是否真的必要、價格是否合理、若是買了這樣東西，它的效用性可以維持多久等問題，新皮質都會理性地仔細分析。不過，由於新皮質非常謹慎小心，所以在做綜合性判斷時需要耗費一段時間，此時衝動購物之神就會見縫插針地出現，讓我們的荷包大失血。

換句話說，像衝動購物之神這樣複雜的心思，都是因為舊皮質與新皮質之間的衝突所致。近年來得益於腦科學和腦部影像技術的發達，位於我們腦中複雜的活動已經可以用科學方式來分析，進一步掌握隱藏在消費者心裡的欲望，因此在腦科學的領域裡，發展出一門名為神經行銷學（Neuro-marketing）的新興學科。「神經行銷學」是將神經細胞連結在一起的神經（neuro）與行銷（marketing）結合而成的新造詞，過去腦科學僅僅是研究神經系統結構和功能的生物學，而如今卻已經與心理學、認知科學、資訊工程學、經濟學以及統計學等諸多領域融合在一起。

然而，神經行銷學還只是屬於神經經濟學（Neuro-economics）

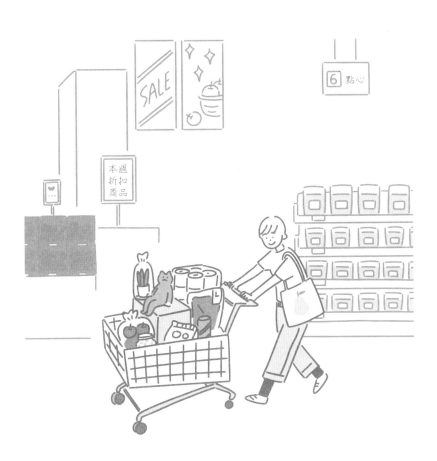

香氣腦科學
教你如何利用「香氣」刺激大腦，揭開情緒、學習、人際關係與病痛的 60 個腦內祕密

中的一個範疇，透過腦部影像設備將消費者的真實欲望讀取出來的神經科學，再結合經濟學的理論知識，一門新的科學就誕生了。以往通常是藉由消費者問卷調查或市場調查來分析消費者心理，如今為了得到更精確的結果，研究人員開始用科學方法來分析消費者的大腦。

近來有許多利用神經行銷學的行銷案例，就貼近我們生活的例子來看，超市或百貨公司的產品陳列、產品名稱、設計、功能等都包括在內。此外，就連在開發階段、商標或廣告等品牌形象的塑造，無一不是借助神經行銷學的力量來完成。舉例而言，某家德國著名的汽車公司，為了進一步了解男性偏愛某特定款式汽車的原因，於是與德國烏爾姆大學合作進行了實驗。首先以 12 名實驗者為對象，將 66 台不同款式的汽車展示給他們看，然後觀察其大腦反應。實驗結果發現，當他們看到跑車時，腦中代表人類社會地位以及與補償相關的領域出現異常活躍的現象。透過這個實驗可以得知：男性消費者的心裡想要藉由跑車來提高自己的社會地位，並且得到心理上的補償效果。於是他們利用這個結果來做行銷，將跑車型的汽車與成功商務人士的形象結合在一起，增強廣告宣傳的成效。

另外，還有利用人們想要填滿空間的心理，把超市的購物車尺寸做得更大，讓人們選購更多不必要的物品來填滿它；在百貨公司一樓設置化妝品和香水專櫃，使用香味讓人們卸下心理防備，購買更多原先不在購物清單內的東西，以上這些都是利用神經行銷學的代表性例子。近來隨著神經行銷學的擴張，人們對它的擔憂也與日俱增。實際上，目前已經有許多學者和民眾團體，對於使用神經行銷學來操控消費者心理的行為提出批判，且這樣的反對聲浪也逐漸高漲中。

　　然而，我們已經邁入神經行銷學的時代，想要逆轉這個局面似乎難如登天，如今賣方和消費者應該要善加利用神經行銷學，攜手同心改變這個時代。其實，神經行銷學並非只給賣方帶來利益而已，消費者也可以藉此了解自己過去不知道的消費心理，進一步減少不必要的消費。因此，若消費者對神經行銷學能夠更感興趣，積極地加以運用，神經行銷學對於打造健康的消費文化也會大有幫助。各位不妨藉由這次週年慶的機會，練習看看如何活用大腦新皮質的逆向思維來改變購物習慣。例如在衝動下手之前，先撥打一下心中的算盤確認 CP 值高不高；或是在收看購物台時，先把手機放到眼睛看不見的地方。還有，在購買之前，先確認銀行存款餘額是否足夠。若能養成這樣的消費習慣，並且多加鍛鍊

香氣腦科學
教你如何利用「香氣」刺激大腦，揭開情緒、學習、人際關係與病痛的 60 個腦內祕密

大腦的話，當衝動購物之神降臨時，是否就能更加精打細算，為我們的荷包進行多一層把關呢？

清空大腦
的時間

　　每年到了大學入學考試期間，看到為了準備應試而辛苦的學生，總是讓人覺得很心疼。但願這些為了考取學校而全力以赴，甚至不惜徹夜奮戰的孩子們都能夠心想事成。在 1960～1970 年代，大學入學考試也處於競爭相當激烈的狀態，當時父母們會把寫著「四當五落」的標語貼在孩子的書桌前，意指只睡 4 個小時的人會考上，若睡了 5 個小時則會落榜，藉此告誡孩子們要熬夜認真學習。不過令人惋惜的是，即使時間來到五十年後的現在，這樣的狀況仍然未見改善。

　　根據 2017 年韓國疾病管理本部發布的《青少年健康行為調查》資料所示，韓國大部分的學生都處於嚴重睡眠不足的狀態，尤其是一般高中生的情況特別令人擔憂。OECD 建議的每日平均睡眠

時間為 8 個小時，但是韓國高中生們卻只有達到 70%，也就是 5.7 個小時。從近年針對睡眠所做的眾多研究來看，睡眠不足會帶來身體上的壓力，造成免疫力下降，最後導致多種疾病發生。特別是如果無法維持足夠的睡眠時間，精神壓力也會跟著加重，甚至有可能罹患憂鬱症或引發自殺衝動。

　　現今有很多強調睡眠重要性的研究報告，其中 2013 年在《科學》（Science）期刊上所發表的一篇論文，強調睡眠可以清除腦部在白天所製造的老舊廢物。這項研究是由美國羅徹斯特大學的麥肯・尼德佳德（Maiken Nedergaard）教授所執行，她的研究團隊在老鼠的腦脊髓液（cerebrospinalfluid, CSF）中加入染料，並且觀察這些液體在大腦中如何流動。非常有趣的是，當老鼠睡覺時，這些液體會快速地流動，但是在老鼠處於清醒狀態的活動期間，卻觀察不到這樣的現象。也就是說，在我們入睡時，腦中的液體運輸系統會更加活躍，藉此清除堆積在腦中的老舊廢物。

　　負責擔任清掃工作的器官叫做「膠狀淋巴系統」（glymphatic system），它是大腦中的液體運輸系統，當我們入睡後，腦脊髓液中的老舊廢物會被過濾出來，接著藉由與腦間質液（interstitial fluid, ISF）的物質交換將老舊廢物排出。而我們在睡眠期間處理

的這些老舊廢物中，也包括了引發阿茲海默症的 β 澱粉樣蛋白（amyloid-β）。根據 2015 年美國加州大學柏克萊分校威廉·賈古斯特（William Jagust）博士的研究團隊成果發表，顯示如果深度睡眠時間不足，β 澱粉樣蛋白就會在體內堆積，造成記憶力衰退的現象。

此外，不久前還有一個相當特別的研究報告，內容指出睡眠姿勢也會對腦中的液體運輸系統帶來影響。最佳睡眠姿勢並不是平躺或趴睡，而是側躺，研究發現側躺睡覺時，腦脊髓液與腦間質液的物質交換效率最高。因為當我們側躺的時候，大腦與脊椎會呈現一字型狀態，此時腦脊髓液的流動效果最好，而隨著流動量增加，同時也會加速腦脊髓液的循環，因此膠狀淋巴系統清除老舊廢物的效率便隨之提升。但是，當我們仰著脖子平躺時，容易造成腦脊髓液的堵塞，最後導致大量的老舊廢物累積在腦部，其中包括了引發阿茲海默症的多種毒性物質。換句話說，正確的睡眠姿勢可以幫助我們有效排出堆積在大腦中的老舊物質，進一步守護腦部的健康。

若是今後可以明確地找出清除大腦老舊廢物的機制，那麼我們就能擁有一塵不染的乾淨大腦，並且擺脫阿茲海默症等令人望而

生畏的腦部疾病，說不定將來我們還會看到這樣的廣告標語：「床不是傢俱，而是大腦的吸塵器！」

甜蜜苦澀的
初戀記憶

　　每當情人節來臨時，全世界的戀人都會用巧克力來傳達心中的愛意。這種贈送巧克力的習慣，最早出現在 19 世紀的英國，到了 20 世紀初期，日本某家製菓公司引進此概念，採用「情人節是贈送巧克力的日子」來做宣傳，於是這個風俗便廣為流傳。現在大家所熟知的情人節是女性向男性告白的日子，而這個慣例也是由日本開始，其實在歐洲或美國，情人節是不分男女，彼此都可以贈送對方巧克力做為禮物，藉此傳達愛意的日子。

　　那麼，人們為什麼會把巧克力當作傳達愛意的禮物呢？從歷史上來看，可能是因為巧克力除了食物之外的其他功能。其實在歐洲地區，巧克力除了當作食物，更常被拿來當作吸引異性的催情劑。歐洲第一風流才子傑可莫・卡薩諾瓦（Giacomo Casanova）在追求女性時，也都是使用巧克力來擄獲佳人的芳心。

巧克力是將成熟的可可豆先炒過，然後經由攪拌製成可可塊（cocoa mass），接著再混合從可可豆榨取的脂肪成分可可脂（cocoa butter）所製成的食品。其實甜味和苦味共存的巧克力，似乎就包含了「愛情總是伴隨著甜蜜（喜悅）和苦澀（悲傷或痛苦）」的愛情悖論在內。

　　那麼巧克力是如何打開戀人心門之鎖的呢？正因為它是一種囊括了嗅覺、味覺以及觸覺的奧妙組合。收到禮物後，首先在打開巧克力的盒子時，可可甜蜜又苦澀的香氣撲鼻而來，刺激了我們的嗅覺。然後拿出一顆最漂亮的巧克力放入口中，特有的苦味會先帶給舌尖些許的刺激，但隨後而來的是更加濃烈的甜蜜滋味。這是因為在製造巧克力的過程中，用油脂取代水份來萃取可可豆裡的巧克力成分，藉此減少苦味成分的釋出，所以當我們在品嚐時，舌尖所感受到的苦味會比實際含有的苦味成分來得更低。

　　過了一會兒，口腔內的巧克力在舌尖上溫柔地融化，讓我們的舌頭感覺到伴隨著甜美滋味而來的絕妙感受。這是因為製作巧克力時使用的可可脂與其他油脂成分不同，人體的體溫可以輕易地讓可可脂在口中融化。像這樣讓嗅覺、味覺以及觸覺同時融合在一起，即可形成一種聯覺（synesthesia），當它在我們的鼻頭與舌

尖蔓延開來時，我們的大腦就能夠體驗到什麼叫人間美味。

此外，巧克力不僅僅只有美味這項優點，它在大腦的保健上還扮演了一個相當重要的角色。哈佛大學醫學院諾曼‧霍倫伯格（Norman Hollenberg）教授的研究團隊表示，長期飲用可可茶的人，罹患心臟病的機率較低。同理可證，它不但有保護大腦的作用，而且對記憶力與學習能力都會帶來良好的影響。也就是說，適當地食用巧克力可以預防阿茲海默症。

在巧克力的主要成分可可豆當中，富含類黃酮、兒茶素以及表兒茶素等具有抗氧化作用的多酚類物質。多酚可以去除引發動脈硬化、糖尿病以及癌症等的活性氧，達到預防動脈硬化、心絞痛等心血管疾病的效果。同樣地，它也具有去除腦中活性氧以及保護腦細胞的功能。另外，人們在憂鬱時吃巧克力可以轉換心情，原因在於可可豆中存在著微量的苯乙胺成分。這個成分可以增加大腦內血清素的分泌量，有效幫助我們擺脫憂鬱症。綜合以上所述，巧克力是對我們大腦好處良多的有益食品，大家可以在情人節送巧克力給戀人，因為它同時也是守護戀人腦部健康的最佳禮物。祝天下有情人終成眷屬，Happy Valentine！

香氣腦科學
教你如何利用「香氣」刺激大腦，揭開情緒、學習、人際關係與病痛的 60 個腦內祕密

推出「任意定食」的
餐廳老闆

　　若是被問到「今天中午要吃什麼」，腦中的思緒似乎會突然變得很複雜。其實，當我們在中式餐館選擇炸醬麵或炒碼麵，或是打電話到炸雞店，在辣味炸雞和原味炸雞中二選一時，當下所面臨的困難程度，可能比在個人幸福與世界和平之間做抉擇來得更高。因此，最近餐廳為了減輕選擇困難者的痛苦，開始提供炸醬麵與炒碼麵共存的雙拼，以及一半辣味、一半原味的半半炸雞。甚至在大邱玄風地區還有一家餐廳推出「任意定食」的菜單，讓難以下決定選擇菜色的朋友彷若獲得了救贖。

　　在選擇菜色上遇到困難，這個問題不單單存在於韓國，國外也面臨了同樣的困境。因此，國外的餐廳也會推出「今日特餐」（Today's special）或是「主廚特餐」（Chef Special）等，以減輕

消費者在選擇上的煩惱。雖然到目前為止只談論了關於飲食的話題，但事實上在日常生活中我們更是面臨了無數需要做出決定的時刻，就像哈姆雷特總是沉吟著：「生存還是毀滅，這是個問題。」（To be or not to be, that is the question.）令人猶豫不決的事往往反覆地上演。

最近關於選擇困難的問題，有許多腦科學研究正在活躍地進行著，其中大多是由神經經濟學的專家們來主導。主要原因是想透過研究人們對商品的偏好程度，進一步與相關產業做連結。2015年瑞士蘇黎世大學神經經濟學教授克里斯蒂安‧魯夫（Christian Ruff）的研究團隊，發表了一篇關於人類選擇的有趣研究，他們發現人們在「從香瓜與櫻桃中二擇一」的題目裡，從感官資訊上輕易地就可以做出選擇。相反地，若是問題改成「你要吃香瓜還是櫻桃？」的話，那麼像這種以偏好程度為基礎的問題，人們就會變得難以抉擇。

特別是以偏好程度為基礎來選擇食物的過程，並不是只由腦中單一部分來做決定，而是由前額葉（prefrontal）和頂葉（parietal lobe）兩個部位密切商量後才做出抉擇。不過，當這兩個部位之間的訊號交流不順暢時，受試者就會難以決定。額葉（frontal lobe）

位於腦的前半部，是腦葉中最大的一部分，主要掌管制定計畫、決策能力，以及邏輯性思考等方面的高等認知能力。因此，若是這個部位受損的話，就無法進行制定計畫或創意思考等較複雜的高等認知活動。額葉位於頭頂前方靠近額頭的位置，主要負責整合外部輸入的感官資訊。

還有一項有趣的研究發現，因為癲癇等疾病而切除連結左右腦的胼胝體後，該患者仍然會對選擇感到恐懼，甚至還會出現因為難以抉擇而同時選擇所有東西的情況。舉例來說，當他們去百貨公司買衣服時，同時看上了紅色夾克和白色夾克，若要他們在二者當中擇一的話，那麼他們寧可一次買下兩件，然後同時將這兩件夾克穿在身上。

綜合上述研究結果可以得知，若是我們腦中的額葉與頂葉、左腦和右腦之間沒有密切地進行交流的話，就無法做出最佳選擇。在做重要的抉擇時，我們必須考慮各種因素，而這個過程需要各部位之間的溝通才能完成。雖然從科學的角度進行驗證趣味十足，不過對於活在茶米油鹽之中的我們，可說是在磨練智慧吧。

有時候我會這麼想，現代人之所以有選擇困難的問題，可能是

因為獨善其身，過度沉浸在自己的世界，缺乏與他人之間的溝通所致。從今天開始，不要一個人吃飯，去找同事或朋友一起享用吧。「各位，今天要吃什麼呢？」當溝通開始的那一瞬間，所有人大腦中的各個部位會跟著活躍起來，而我們的腦袋會替我們選出世界上最美味的菜色。

香氣腦科學
教你如何利用「香氣」刺激大腦，揭開情緒、學習、人際關係與病痛的 60 個腦內祕密

春天是貓咪的季節

當漫長的冬天過去，路邊開始散發出泥土氣息時，就代表春天的腳步近了。吃過午飯後，全身變得懶洋洋的，睏意也漸漸來襲。學生們開始躲避老師的視線，而上班族們則是想盡辦法避開上司的眼睛，然後任由沉重的眼皮緩緩下降，偷偷地小睡片刻。相信大家都有這樣的經驗吧！每當到了季節交替，春天來臨之時，即使夜晚已經有了充足的睡眠，白天還是昏昏欲睡，這樣的症狀就叫做「春睏症」。春睏症是一種因為季節轉換，造成人體無法完全適應而產生的暫時性生理反應，造成春睏症最主要的原因正是自然氣候的變化，它讓人體的生理機能也隨之改變。

每當冬去春來，夜晚開始變短、白晝逐漸變長，在減少睡眠時間的同時，也讓我們的生理節奏產生了變化，於是身體必須努力

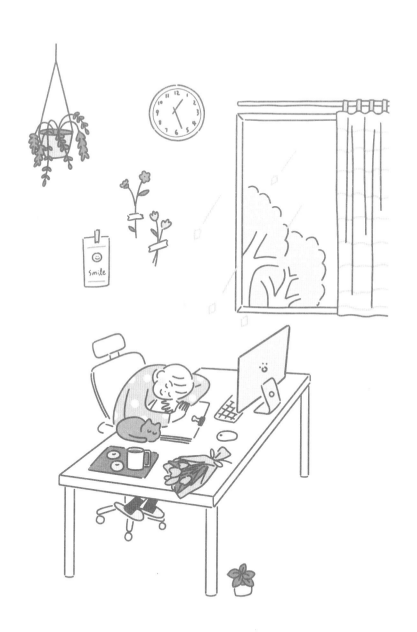

香氣腦科學
教你如何利用「香氣」刺激大腦，揭開情緒、學習、人際關係與病痛的 60 個腦內祕密

地去適應。如果這段期間身體適應不良，就會產生疲勞症狀，進而出現春睏症的現象。相似的例子還有到國外旅行時會出現的時差症候群。時差問題是因為到了不同時區的地方旅行，必須將身體原來的生理節律進行轉換，使其適應當地的生活步調，造成我們的身體產生了各種不適。在這個過程中，如果身體適應良好，就可以輕而易舉地克服時差問題；反之若是適應不良，就會因為疲勞而影響我們的日常活動。

像春睏症和時差症候群等現象，是近來腦研究領域中相當重要的主題。人體以一天為期進行週期性運作，就像一座精巧的時鐘般，故又名「生理時鐘」。2014 年大邱慶北科學技術院（DGIST）金敬真教授的研究報告，提出了一個世界首創的嶄新觀點，他認為，除了單純地吃喝睡覺等日常作息之外，人的心情和情緒狀態也會依照身體的生理時鐘進行調整。也就是說，生理節律左右了我們的每一天。早上還覺得沒什麼大不了的事，到了下午卻感覺天好像快塌下來一般，像這樣劇烈的情緒變化並不是因為我們的個性喜怒無常，而是生理時鐘在作怪。另外，由於生理節律會影響我們的心情或情緒狀態，若體內的生理節律被打亂，不僅會造成時差症候群和睡眠障礙，甚至會引起嚴重的憂鬱症。

生理時鐘在季節轉換時也會受到很大的影響。由於季節不同，白晝與黑夜的長度也會不一樣，而睡眠時間改變後，生理節律也會隨之調整，讓我們的身體適應新的季節。春睏症的出現是因為在這個過程中，未能適當地調整生理節律而引起的換季症狀。總而言之，若是在暖洋洋的春季裡想要避開慵懶和疲倦，可說是一件不容易的事。春睏症就像一邊窺視著獵物，一邊躡手躡腳靠近的貓咪，在春日午後向我們襲來的睏意雖然看似平靜，其實卻很要人命。

突然想起我就讀高中時，出現在國文教科書上，一首名為「春天是貓咪的季節」的詩。詩人將春天的景色與貓的特徵做對比，把春天給人的感觸加以形象化，而此詩也是這位天才詩人的代表作。不過，令人感到遺憾的是，寫了這首詩的文人李章熙因為深受憂鬱症之苦，最終選擇結束自己的生命。如果能將他做出自殺決定的那一刻稍微往後推移，那麼或許他的生理節律會讓他收起這個念頭也不一定，真是令人不勝唏噓。

在李章熙詩人的〈春天是貓咪的季節〉裡，有一段詩文用貓咪的嘴唇來比喻春天充滿誘惑的慵懶睏意，就讓我用這兩句話來做為本文的結尾，希望各位能夠像城市裡的貓咪一樣，將身體暫時

香氣腦科學
教你如何利用「香氣」刺激大腦，揭開情緒、學習、人際關係與病痛的 60 個腦內祕密

託付給從窗外照射而入的溫暖春陽，用短暫的午休時光安撫一下
忽湧而至的睏意如何？

　　在貓咪安祥緊閉的嘴唇上
　　縈繞著和煦春日的睡意

為泯滅良心之人
準備的良心冰箱

最近去自動提款機（ATM）領錢時，畫面中都會跳出警語，詢問是否因為接到可疑的詐騙電話而前來提款，是銀行為了保護我們免於受到金融詐欺的貼心措施。通常就算詐騙的手段不是很高明，也往往能夠通行無阻，記得在我小時候住過的村莊入口，也經常有賭徒利用三個鋁杯和一顆豆子來行騙路人，將他們口袋裡的錢掏空。像這種喪盡天良的人在歷史上已經存在許久，《聖經》裡的亞當和夏娃在偷吃了蘋果之後，向上帝謊稱自己沒有吃，或許他們就是人類最早的詐欺犯也說不定。

所謂的「詐騙」，是指為了獲得不當利益而蒙蔽良心行事。不過，蒙蔽良心其實是一種逆轉大腦正常運行的行為，因為若想要昧著良心，就得讓大腦做出比平時更多的思考，也就是必須要耍很多

小聰明的意思。最近經濟學家、管理學家及心理學家透過融合研究，試圖找出大腦中負責掌管良心的部位，從 2017 年瑞士蘇黎世大學經濟學教授邁可‧馬雷夏爾（Michel Marechal）、美國芝加哥大學經營學教授阿蘭‧科納（Alain Connes），以及美國哈佛大學心理學教授克里斯蒂安‧魯夫（Christian Ruff）的研究團隊共同發表的研究結果來看，在我們做正直的決定時，大腦中額葉的特定部位扮演了相當重要的角色。另外，也藉由讓電流通過腦部的裝置，以人為的方式活化或是抑制腦中掌控正直的部位，用這樣的實驗方法來證實該部位是否真的對人的正直性發揮相應的作用。

該研究是透過投擲骰子的補償實驗來進行的，實驗方法是讓參加者投擲 10 次的骰子。若是參加者投擲的結果為單數，就可以得到相當於一萬韓幣的獎金；相反地，若是擲出雙數的話，就無法得到任何報酬。他們讓參與者在沒有監察員或攝影機的房間裡獨自進行實驗，投擲完畢後，再由參加者自行將結果報告給研究人員。也就是說，這是一項完全憑個人良心來進行的實驗。如果參與者隱瞞實驗結果，聲稱自己的投擲結果以單數居多的話，那麼他就可以得到更多的金錢。

該實驗藉由電流通過腦部的裝置，嘗試打造刺激良心的環境。

令人非常驚訝的是，當研究人員讓電流通過參加者腦部，藉以刺激良心部位時，發現他們大多對該刺激未產生任何反應，或是比抑制良心部位時減少說謊的次數。另外，透過這次研究也確認了一件事實，在對於自己欺騙他人是否是件錯事的提問之下，參與者確實會感受到道德上的矛盾。

也就是說，當我們腦中出現想要獲取不當利益而欺騙他人的念頭時，大腦中的某個特定部位和程序就會啟動，向不正常的行動發出警告，促使我們做出正確的決定。意即大腦中確實有負責掌控良心的部位，並且有啟動良心的裝置存在。此外，透過機器來刺激負責掌控良心的部位時，可以讓我們的良心維持在生機蓬勃的狀態，並且有強化它的作用。因此，這個研究團隊使用的機器應該也可以稱之為「良心冰箱」。

但願我們的社會除了沒有詐欺犯之外，也不要變成一個讓正直的好人成為傻瓜的世界。希望韓國未來的腦科學家們能夠開發出更安全、方便的「良心冰箱」，讓那些泯滅良心的人得以洗心革面，重新做人。

跟隨懷念故鄉
的香氣

在 2017 年，由於韓國政府將 10 月 2 日指定為臨時公休日，因此人民得到了長達 10 天、本世紀最長的中秋連假。與往年相比，那年的中秋節可以和思念的家人共度更長的時間，是個備感幸福的佳節。最近因為網絡預訂系統發達，稍微減輕了一些不便，但是每次在預購中秋節返鄉車票時，還是不得不在長長的人龍中排隊。而返鄉期間的高速公路，往往也是塞車塞到動彈不得，最後只能將珍貴的時光浪費在車上。即便要承受這樣的辛苦，我們仍然會選擇在中秋節返鄉，因為老家可以消除我們在他鄉生活承受的所有壓力，是一個能給予我們溫柔懷抱的地方。

事實上並不是只有人類才會找尋自己的故鄉，動物中也有某些種類具有返鄉的概念，其中最具代表性的動物就是鮭魚。鮭魚在

河川裡出生，之後轉移到大海中成長，大約經過二年，當產卵的時期來臨之際，即便身處於萬里之外的大海，牠們也會準確地找到返家之路，游回出生的地方進行繁殖，然後在產卵之後死亡。

鮭魚這種奇特的能力於 1599 年首度被記錄在案，是由挪威人佩德‧弗里斯（Peder Friis）所發現。他觀察到流向大海的兩條河川彼此相距不遠，但奇怪的是，在這兩條河川裡捕獲的鮭魚卻有著截然不同的樣貌。這是因為同一家族的鮭魚，也就是出生在同一條河川的鮭魚們，牠們會順著河水游入大海，然後再度返回自己原來的出生地，因此在兩條河川裡捕獲的鮭魚才會長得不一樣。

那麼，腦袋只有我們小拇指指甲一般大的鮭魚，又是如何準確地記住自己的出生地，然後從遙遠的大海再度返回呢？對此各種學說紛紜，例如鮭魚的腦裡設有 GPS、鮭魚的腦會利用磁場引導，以及鮭魚會用眼睛觀望星星以判斷方位等。其中目前信賴度最高的學說，是由日本北海道大學魚類學者上田宏教授研究團隊所提出的論點。他們主張鮭魚在洄游時，先用眼睛回想自己幼時最初誕生的地方，然後再憑嗅覺辨識出生地河川所散發的獨特氣味，接著跟隨這股氣味返回故鄉。

上田教授帶領的研究團隊利用某座湖水中的鮭魚來做實驗，其中一組視力完好，而另外一組則是喪失視力的鮭魚。他們將這些鮭魚同時放到距離遙遠的大海裡，結果發現視力完好的鮭魚很快就返回牠們出生的湖中，而喪失視力的鮭魚們，則整日在海裡漫無目的地游來游去。不過，一旦牠們回到靠近湖泊之處，超過90%的鮭魚還是可以準確地返回原出生地。此外，另一組研究團隊所進行的實驗結果則顯示，失去嗅覺的鮭魚無法找到自己出生的地方。也就是說，一開始鮭魚先利用視覺找尋自己出生的河川，當牠們接近該河川的範圍之後，則開始使用嗅覺游向返家的路。

　　在人類的大腦中似乎也是一樣，負責聞取香氣的嗅覺擔任了許多重要的工作。事實上，究竟為何鮭魚一定要返回自己出生的河川，又為何非要在那條河川產卵不可，至今仍舊未能查明原因。也許是因為動物的本能，讓牠們自然而然地記住養分充足、水質佳且環境優美的地方，然後當產卵期來臨時，就告訴自己務必要回到那個地方產卵，好讓下一代能夠變得更加繁盛，繼續維持這個優秀的物種吧。

　　當然，人們尋找故鄉的理由不會像鮭魚返鄉那麼單純。儘管如此，還是希望各位在回老家時能夠閉上眼睛，在鄉間小路上品味

一下從田野裡飄來的香氣。說不定各位的大腦會記起小時候體驗過的熟悉氣息，然後喚醒幸福的童年回憶。誰知道呢？或許此次返鄉會有鮪魚罐頭禮盒在等著你呢。逢年過節返鄉與家人團聚，無論對身體或心靈而言都是一種「療癒」，祝福大家度過一段滿足且豐盛的時光，同時也讓我們的大腦變得更加幸福！

龍龍與忠狗

　　狗與我的嗅覺研究似乎有著密不可分的關係，因為每當我說自己在研究嗅覺時，很多人都會問我是不是在研究狗鼻子。其實我並不是在研究狗的鼻子，而是在研究人的鼻子。

　　實際上狗的嗅覺能力比人類高出一萬倍以上，牠們不但可以在機場內找出藏於行李深處的毒品，甚至還可以聞出在人體內生長的癌細胞，讓腦科學家們開始構思以牠們卓越的嗅覺來開發電子狗鼻子（electronic dog nose）的話，是否可以用於檢測癌症。與狗兒靈敏的嗅覺相比，人類的嗅覺能力真的是不及其萬分之一。

　　但是比起擁有驚人嗅覺的狗，人類在嗅覺上有一點比牠們強，這一點並不是指從鼻子聞到味道的能力，而是將口腔中的味道傳

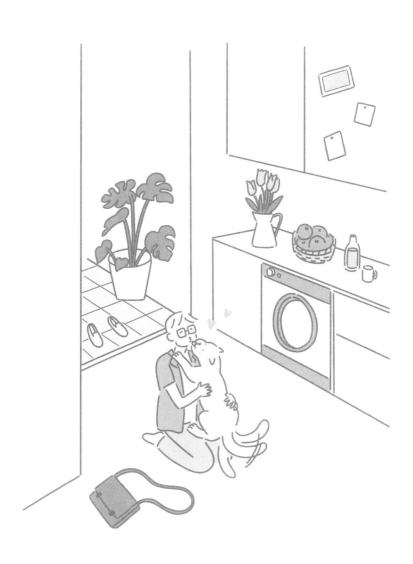

遞到鼻腔的鼻後嗅覺能力。當我們吃進食物時，口腔內的食物香味會透過鼻腔逆向而上，鼻腔裡的嗅覺神經細胞偵測到香味，會產生一種全然獨特的感受。鼻後嗅覺具有感知食物和飲料風味的能力，因此嗅覺對人類而言，並不像動物那樣單純只為了尋找食物，是為了享受食物的美味（也就是提高生活品質）而進化的重要感知器官。

總而言之，不管嗅覺能力的強弱，在悠久的歷史中，人類和狗一直都維持著親密如朋友的關係。很多學者都認為，狗與人類之所以如此親密，主要源自於史前時代，早期的狼被人類馴化成為家畜，然後才慢慢地演化成犬，久而久之就變成人類最好的朋友。但是，若要說狼演化成如今的家畜犬，是因為狼與人類相處良好，藉由狼天生被賦予的認知能力，牠們才會把人類當成朋友的話，這個說法還是有很多疑慮存在。

最近，一篇由普林斯頓大學布莉姬・方荷特（Bridgett von Holdt）教授所發表的研究報告，替大家解決了這個疑惑。狗身為狼的表兄弟，但是在性格上卻與野生的狼完全不同，牠們對人類不會感到畏懼，反而表現出一種親密感，其實是由於基因變異的關係。該研究團隊表示，遺傳基因變異的狗與出現在人類體內的

特殊遺傳疾病之間存在著關聯性。

　狗身上受到基因變異影響的蛋白質，若是發生在人類身上也會造成基因缺失，導致產生威廉斯氏症候群（Williams–Beuren syndrome）這種發育異常的疾病。威廉斯氏症候群於 1961 年由紐西蘭心臟學家約翰・威廉斯（J.C.P. Williams）首度發現，患者通常有待人過度親切，對陌生人也完全不畏懼，在社交上有過度友好的傾向。此外，患者有智能障礙的問題，在健康方面也顯得比較虛弱。方荷特教授的研究團隊將威廉斯氏症候群的特殊行為模式，與狗的親密性之間進行了比較，發現其中具有遺傳結構的相似性，透過該研究結果解釋了為何狗會對人類如此友善。

　看完這篇論文後，突然想起小時候很喜歡的一部動漫電影《龍龍與忠狗》裡的主角阿忠。聖誕節那天，在安特衛普的聖母大教堂裡，當龍龍於魯本斯的畫逐漸變得冰涼之際，本來被龍龍留在好友家裡的阿忠，竟然選擇離開溫暖的窩，堅持去找他的主人。雖然阿忠試圖喚醒龍龍，不過最後還是一起離開了人世，電影的最後一幕充滿悲傷，但是也見證了狗與人類之間親密的美好友情，讓我留下深刻的印象。各位在度過艱辛的一天返家後，是否也有一隻忠實如阿忠的愛犬正等著迎接你呢？

小而確實的幸福，
小確幸

　　偶爾會有企業邀請我到新進員工的研習會去演講，提醒剛步入社會的年輕人該注意哪些事情。第一次收到邀請時，我不知道該說些什麼才好，於是我向最近才剛出社會的學生打聽：「如果你參加了這樣的研討會，最想聽到的是什麼呢？」那位學生說雖然他一時之間想不到什麼特別想聽的，但是他建議我千萬別說什麼為了未來著想，每天都要努力生活之類的話。其實他所說的，正好是我準備要演講的內容，所以我有些慌張地向他詢問原因。那位學生老實地回答我：「最近的青年學子為了自己的未來，已經在別人設定的標準下經歷了無數的競爭。其實他們的心裡很清楚，就算進入新的環境，還是得繼續面臨各種熾烈的競爭。若是您在以新進員工為對象的研習會中又提到：『為了未來著想，每天都要努力生活』的話，那們對他們而言就不是激勵，而是備感壓力

的嘮叨了。」另外，他也告訴我：「其實我希望能在自己選擇的職場裡，過著『自己想要的生活』，與其為了未來而做出過多犧牲，還不如每天都過著能感受到「微小而確實的幸福」的日子。」

　　將學生說的這段話整理後發現，這是 2018 年排行首位的流行語：「微小而確實的幸福」，也就是所謂的「小確幸」。小確幸一詞出自日本小說家村上春樹的隨筆集，而他早就在二十多年前介紹過這個用語。村上春樹文章中所提到的小確幸如下：「把剛烤好的熱騰騰麵包用手撕開來吃」或是「將散發著棉花香氣的嶄新棉質襯衫從頭上套下」等，他將當時所感受到的愉悅心情記錄了下來。這種心情不同於獲取了世人欣羨的偉大功業後志得意滿的幸福，而是一種雖然微小，但是光憑著這些描述，就可以讓內心深處變得溫暖的幸福。那麼感受幸福的部位，是否真的存在於大腦中呢？

　　雖然一般都將「幸福」和「快樂」之間劃上等號，不過在定義上似乎應該再更謹慎一點，快樂是一種享樂快感，而快感可以說是一種非常低等的幸福。所以若假設感受幸福的地方等同於感受快樂的地方，那麼實際上我們的大腦裡，真的有一個無論施予任何刺激都能得到快感補償的「快樂中樞」存在。依據 1950 年代哈

佛大學神經科學家詹姆斯・奧爾茲（James Olds）與彼得・米爾納（Peter Milner）首度發表的研究內容所示，他們將老鼠的快樂中樞與微電極做連接，並且安裝了讓老鼠可以自行操控的開關，結果老鼠在 26 個小時內，總共按壓了這個可以刺激快樂中樞的開關高達 5 萬次以上，直到精疲力竭地癱倒為止。也就是說，這隻老鼠已經完全沉迷於這種即時性的快樂之中。所以若是已經適應毒品或賭博等即時性快樂所帶來的刺激，那麼腦中的補償迴路會逐漸提高對這種刺激的依賴度，最終導致中毒成癮。

這種陷入即時性快樂而產生依賴性中毒的狀態，很難稱之為「幸福」吧？天主教大學聖家醫院精神科的金大振教授認為，從過度追求這種即時性快樂的「病態（依賴）中毒」脫離，進而轉向「健康中毒」是非常重要的一件事。而培養健康中毒最好的方法，就是從小開始善加訓練我們的快樂中樞，像是規律地運動、獨自愉快地完成作業、體驗宗教方面的活動以及創造家人之間的幸福經驗等，只要用這些方法充分地刺激快樂中樞，就可以達到健康中毒的目的。也許這就像 2018 年大家所追求的小確幸一樣，雖然快感的強度很微弱，但是確實地用日常生活的美好經驗帶給大腦幸福的感受，我想這應該也是一種讓自己成為「健康幸福中毒者」的訓練吧。透過這樣的方式，我們是不是就可以減少一些外來的

壓力，讓自己的大腦少過點苦日子呢？

　　雖然已經超過一百歲，不過至今依然受到孩子們喜愛的小熊維尼曾經說過：「雖然不是每天都過得幸福，但是幸福的事每天都有！」想要每天過得幸福雖然有點困難，但是我相信每天都會有小確幸找上門。仔細回想一下，我也有幾件想要記在心中的小確幸，像是走回住處的夜間小路、沉浸在學校後山飄來的相思樹香氣裡，安靜地坐在長椅上休息 30 分鐘、或是不抱特別的期望，在電影院裡觀看《小森林》度過的 2 個小時。各位今天的「小確幸」是什麼呢？如果到現在還沒找到的話，希望你務必要找出一個，試著練習讓自己成為一名幸福中毒者！

香氣腦科學
教你如何利用「香氣」刺激大腦，揭開情緒、學習、人際關係與病痛的 60 個腦內祕密

香氛行銷法
喚起消費心理的香氣祕密

....

.

　　大腦中的神經細胞一旦分化之後，就無法再生，但是已經分化的神經細胞會與其他神經細胞進行交流，不斷地產生新的連結。這些連結感知到特定的刺激時，會做出特定的反應，而這些連結是大腦神經迴路的主要構成要素。它提供大腦具有根據學習或經驗變化的能力，而這種特性被稱為突觸可塑性〔synaptic plasticity，參照 2000 年諾貝爾生理學或醫學獎得主埃里克・坎德爾（Eric Kandel）教授的研究〕。若是想要理解突觸可塑性，首先要了解加拿大腦科學家唐納德・赫布（Donald Hebb）博士所提出的赫布理

論（Hebbian Theory）。唐納德‧赫布博士的理論是如果刺激某個神經細胞，讓它重複且持續地興奮，那麼與這個神經細胞相連接的神經細胞也會跟著持續興奮。若是這種興奮活動持續下去，兩個神經細胞的生長過程也會變得相似，最後形成一種緊密的相互關聯性。也就是說，在持續特定的刺激（持續學習或經驗）之下，會形成特定的神經迴路。赫布理論認為，透過持續重複的刺激，可以強化大腦中神經細胞間的連接，因此在解釋突觸可塑性的基本原理時，經常會運用赫布理論來加以說明。比起「赫布理論」這個正式名稱，其實「Fire together, wire together」（一起激發活化的細胞會連結在一起，意指會形成神經細胞之間的迴路）這樣的定義更為腦科學家們所熟知。

雖然赫布理論和突觸可塑性是研究大腦特性的基礎主題之一，但同時也靈活運用於現實生活的各個領域中，尤其是在行銷上更是運用得淋漓盡致。簡單地舉例來說，在商店裡選擇產品時，無論我們是否有所意識，最終我們會選擇的東西，往往是因為對該品牌有著深刻印象，以及使用該產品的良好經驗，當兩者同時浮現在腦海裡時，購物行為才得以實現。也就是說，關於該產品的經驗重複累積，就會在大腦中留下記憶，並且會反應在下次的選

擇行為裡。將這樣的行為以大腦反應來做說明的話，當腦中購買產品的記憶迴路，與使用該產品優劣經驗的感情迴路連結在一起，兩者在活化的同時大腦即會出現上述反應。因此，像這樣利用大腦的反應來提高產品銷售量或品牌認知度的技術，就是所謂的神經行銷學。在神經行銷學中，最重要的是讓消費者持續不斷地體驗該企業的品牌或產品，讓他們累積經驗，而且對該經驗感到滿意，也就是必須讓消費者擁有愉快的使用體驗。

人類透過感覺器官與外界接觸，大腦通過像眼睛和耳朵這樣的視覺器官與聽覺器官傳入的訊息，主要用於分析與判斷；而通過像鼻子這樣的嗅覺器官傳入的訊息，則是有左右感情的作用。也就是說，藉由鼻子接觸的嗅覺資訊會產生更加感性的反應。因為嗅覺不同於視覺和聽覺，透過嗅覺所獲得的資訊，是由掌管人類記憶和感情的邊緣系統（limbic system）來處理的。在刺激嗅覺的環境中，記憶和感情會強烈地聯繫在一起，因此有很高的機率會做出感情用事的決定。由於嗅覺有這樣的特殊性，所以在神經行銷學中經常會使用「香氣」。簡單地舉個例子，在百貨公司的一樓設置化妝品專櫃，讓購物與化妝品的美好香氣聯繫起來，藉

香氣腦科學
教你如何利用「香氣」刺激大腦，揭開情緒、學習、人際關係與病痛的 60 個腦內祕密

以促進消費者的購買行為。實際上，根據 2006 年在《行銷期刊》
（*Journal of Marketing*）上發表的研究結果來看，若是將香氣與行
銷結合起來，應用在宣傳或銷售產品方面的話，那麼消費者對產
品的正面評價或偏好度也會增加。另外，引用美國陸軍的研究編
製而成的 2013 年三星研究報告書，顯示當消費者處於充滿香氣的
環境時，他們所感受到的購物時間會比實際時間短 26%，逛街的
範圍也會比原本多出 3 倍以上。總而言之，利用香味的刺激，也
就是利用嗅覺經驗所做的香氛行銷，除了經常活用於對特定產品
的宣傳之外，甚至還可以左右消費者的購物模式。

　雖然香氛行銷主要用於宣傳特定的產品，不過也有很多人試
圖將香氛行銷用於建構企業品牌的形象。其實，香氛行銷在強
化品牌方面的效果已經在 2003 年《行銷研究期刊》（*Journal of
Marketing Research*）和 2000 年《商業研究期刊》（*Journal of
Business Research*）上發表過。從研究內容來看，若是使用香氛來
提高人們對品牌的記憶，之後再用相同的香氛給予刺激時，人們
會更明確地想起該品牌，然後進一步加深對於該品牌的認知。積
極利用這種效果的實例是各家高級汽車公司，德國高級汽車 A 公

司、B 公司以及 M 公司都擁有自己專用的調香組合。A 公司、B 公司以及 M 公司的新車在上市之前，都會致力於車內香氛的落實，以便客人在試乘時能夠明確感受到自己公司固有的香氛。公司會對座椅的皮革氣味、各種內裝材質散發的氣味，甚至是方向盤上的皮革氣味進行調查。這就是將乘坐汽車的經驗與香氛體驗結合起來，讓品牌形象深刻印在消費者腦海中的高度香氛行銷策略。顧客在乘車時所感受到的舒適感，再加上持續處於品牌固有香味中的嗅覺體驗，在本人不知情的情況下，這兩種經驗已經強烈地連結在一起。汽車公司希望藉由這種香氛行銷的模式，來維持消費者對自己公司的喜愛程度。實際上這種形態的香氛行銷由於結合了汽車本身的特性，確實可以提高消費者對該品牌的喜好，而且還會延續到下一代。舉例來說，孩子小時候每天乘坐父親駕駛的 B 牌汽車，在他對乘車舒適感的記憶中，也會與該品牌固有的香氛有著強烈連結。其後，當他長大成人要購買新車時，由於在該品牌車內所聞到的固有香氣、與父親一同度過的幸福回憶，以及愉悅的乘車經驗等會全部一起浮現在腦海中，因此他在購車時也會以該品牌為首選。

就像這樣，跟我們所察覺到的相比，神經行銷早已廣泛地應用

香氣腦科學
教你如何利用「香氣」刺激大腦，揭開情緒、學習、人際關係與病痛的 60 個腦內祕密

於各領域。利用嗅覺的香氛行銷當然也幾乎是無所不在，特別是運用香氛的行銷手法，能夠有效地戰勝節制的心理，在提高購買欲方面有顯著的效果。不過，香氛行銷也並非只給賣家帶來利益，在香氛的影響之下，消費者於支付相同價格時也能得到更高的滿足感。當店家散發出香氣時，消費者可以提早做好心理準備，只針對必需的物品進行選購，進而避免衝動購買的行為。也就是說，在大腦被香氛行銷操控之前，我們可以先對它有所認識，讓自己成為一位理智的消費者。

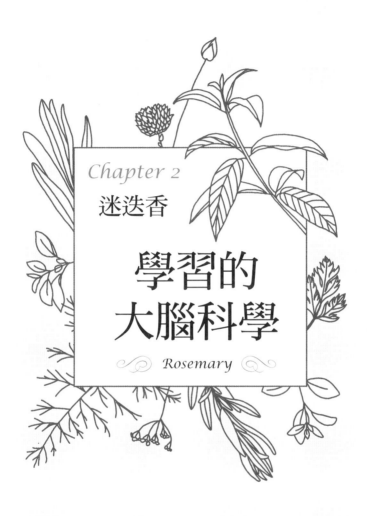

Chapter 2

迷迭香

學習的
大腦科學

Rosemary

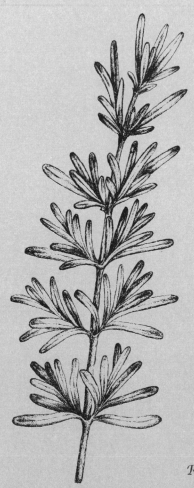

Rosemary

因為不完全
而狂風暴雨的大腦

小牛在出生一個小時後就會站起來，然後自己去向媽媽討奶喝，那麼人類的情況又是如何呢？

人類的小孩從出生到能夠自己站起來，讓媽媽爸爸開心地一邊稱讚他是天才，一邊為他鼓掌歡呼的那一刻，再怎麼快至少也要花上 8 個月的時間。也就是說，人類是以一個非常不完整的個體誕生在這個世界上，也是地球上唯一透過教育而成長的稀有動物。

由於人的身體是在不完全的狀態下誕生的，所以人在出生時，大腦當然也是處於不完全的狀態吧？實際上，嬰兒在一生下來就已經具備維持生命所需的脊髓等「生命之腦」了，而大腦的其他

部分是在未發育完成的狀態下來到這個世界。在我們出生之後，大腦也會隨之成長，逐漸發展成一個完整的腦部。首先，大腦的大小在6到8歲之間就已經固定下來，所以6到8歲時戴過的帽子，即便年齡增長後還是可以拿來戴。因為腦部的大小已經停止生長，此後頭蓋骨就不會再變大了。

6到8歲的平均正好是7歲！這個數字相信很多父母都很熟悉吧？父母們經常用「7歲小孩惹人嫌」來形容這個年紀的孩子。到了這個年齡，孩子們終於擁有一個發育完整的大腦。「7歲小孩惹人嫌」的他們身為一個人類，開始形成自尊心的概念，因此會強烈地表達「自我主張」，讓父母為之抓狂。但是不久後，他們又會再度變回令人疼愛的「好寶寶」，到了11至12歲之後，經過基礎認知最發達的時期，他們逐漸開始懂得明辨是非。

在12歲到17歲之間，培養正確思考能力和判斷力的額葉會達到發育的巔峰。這個時期可以說是大腦從動物進化到人類的脫胎換骨時期，因此我們一定要好好地度過這段時間才能夠健全成長，成為一個適應社會的優秀市民。

不久之後，孩子會開始面臨大腦的變化，進而引發身心大混

亂。也就是忠於感情與本能的動物大腦，與冷靜知性的人類大腦產生衝突，換句話說，他們的青春期來臨了。這個時期他們的初級視覺領域（primary visual area）變得更發達，對於視覺刺激特別敏感，所以在大人眼裡看起來像熊貓的怪異妝容，或是將制服修改到完全不符合世人美學的行為，他們都可以樂在其中。另外，像杏仁體這種掌管感情方面的大腦領域也在迅速地成長，對於負面情緒有著很大的影響力，所以他們變得比較容易感傷、不安以及自卑。正因如此，青春期又有另外一個名稱，叫做「狂風暴雨期」。

不過，這個時期並非全然都是負面的。在這個時期值得關注的大腦領域，是與依核（nucleus accumbens）有關的「補償相關神經網」。這個領域主要是對金錢、美食以及稱讚等產生反應。因此，父母的誇獎可以同時刺激掌控孩子感情的領域和補償相關神經網，讓孩子繼續做正確的事。也就是說，稱讚不只能使鯨魚跳舞*¹，也可以帶給孩子正向的力量。而度過這段時期後，等於是在「忠於感情與本能的動物大腦」裡加上剎車，額葉逐漸發展成熟，一直到 25 歲左右，人類的大腦才得以發育完成。

*1 韓國俗諺，原文為「칭찬은 고래도 춤추게 한다.」意思是稱讚能使鯨魚也跳起舞來，表示讚美具有強大的力量，能讓對方有更好的表現。

成長中的孩子每天都在努力地抑制感情和本能，迎接塑造完整人類大腦的挑戰。特別是青春期的孩子更是特別辛苦，希望身為父母的您能夠好好了解他們的大腦發展狀態，用一句溫暖的話為他們偉大的挑戰加油如何？

天賦妙手，
班‧卡森

2014 年，大邱出現 4 名大學高考滿分的考生，一時之間蔚為話題。雖然眾所周知大邱地區的人對於教育擁有高度熱情，但是這 4 名學生竟然全都來自同一所高中，這點更加讓人津津樂道。其中 2 名學生表示打算進入醫學預科，展現濟世救人的抱負，我站在理工科大學育人子弟的立場上，真的對這件事感到十分高興與自豪。

最近很多人談及理工界的危機，他們擔心優秀的學生絕大部分都以進入醫學院為第一志願。不過也有人認為，若是他們志在貢獻與關懷人類，抱持著強烈的使命感，那麼這些成績優異的孩子，今後也許會成為拯救世界的偉大醫師。

讀完這一則學生們立志成為醫師的報導後，我想起了自己曾經任職的約翰‧霍普金斯大學裡的一位醫學系教授。約翰‧霍普金

斯大學的醫科大學醫院是全世界最好的醫院之一，1984 年班‧卡森（Ben Carson）教授以黑人身分（美國人稱非裔美國人為黑人），在正值盛年的 33 歲，被任命為歷屆最年輕的小兒神經外科主任。1987 年，他成功地完成了世界上首次分離頭部連體雙胞胎的手術，因此被譽為「天賦妙手」（gifted hands）。後來他在 2013 年離開醫院，並在 2016 年宣布參選美國總統選舉的共和黨初選，讓人們大吃一驚。

　　若是從小就認識卡森教授的人，根本無法想像他如今的樣貌。因為他出生於底特律市的貧民區，在單親家庭中成長，而且在學校的成績總是倒數第一名。然而，卡森教授的成功在於他的背後有一名偉大的母親。卡森教授的母親雖然在小學三年級就中斷了學業，但是她對子女的教育有著堅定的哲學。她從孩子小的時候就禁止他們看電視，每週必須閱讀二本書，並且經常用「你可以做到」這句話來鼓勵卡森教授。或許正是因為她這種單純而樸實的教育熱忱，讓一直到小學六年級成績都墊底的卡森教授，在國中三年級成績突飛猛進，創造了拿下全校第一名的奇蹟。後來他獲頒全額獎學金，進入常春藤盟校之一的耶魯大學就讀。

　　現在班‧卡森教授憑藉他在醫學界累積的豐功偉業，不但曾獲

頒林肯獎章，甚至在名人殿堂內也設有他的銅像。卡森教授不會讓自己的大腦陷入像看電視這樣的被動性學習裡，而是藉由多讀書來開發思考能力，讓自己成為優秀的人。雖然無法得知他是靠著上述方法才獲得成功，抑或他本來就是一名天才，不過可以肯定的是，在他沉迷於電視又完全不閱讀的時期，學業成績實在是一塌糊塗。所幸得益於母親的教育之道，每週閱讀二本書的習慣，在他成為傑出醫師的路上確實扮演著功不可沒的角色。

自古以來的天才們就以閱讀為樂，因為他們可以從書中獲得無數的靈感與創意。若是完全不閱讀，卻又期望大腦可以繼續得到開發，那就跟不運動的人卻想擁有腹肌一樣，只能在肚子上畫個王字自我安慰了。2000 年獲得諾貝爾生理學或醫學獎的埃里克・坎德爾教授也曾說過，依照大腦可塑性理論來看，人的大腦是越用越靈光的，而閱讀就是對大腦最有幫助的腦內運動。現在的父母一放假就忙著把孩子往補習班裡送，想盡辦法要替孩子補救落後的課業，或是提早預習下個學期的內容。不如我們也試著仿效卡森教授的母親，陪孩子一起去圖書館度過閱讀時光如何？不要只是追求考試成績，也讓孩子享受讀書的樂趣，或許有一天比起大學高考滿分，他們能夠以更出色的作為，在世界的舞台上閃耀光芒。

我們大腦中的
螞蟻和蟋蟀

　　在父母親那一代所熟知的《螞蟻和蟋蟀》的故事是這樣的：思慮深遠且計劃周密的螞蟻為了準備過冬的糧食，整個夏天都辛勤地工作，因此即便寒冬來臨，牠們也能夠過著糧食豐足的日子。然而，蟋蟀在夏日裡只顧著沉醉於藝術之中，整日以唱歌為樂，最後因為沒有食物可吃，在寒冷的冬天裡餓死了。最近我們的孩子為了反應現實世界的情況，將這個童話故事重新改編：漫漫夏日按照規劃努力工作的螞蟻，在晚年因為椎間盤突出問題而受苦；蟋蟀由於在夏天創作的歌曲大受好評，從此之後過著錦衣玉食的美好生活。

　　那麼，未來的《螞蟻和蟋蟀》又會往什麼方向發展呢？這個答案似乎可以從我們左腦和右腦的差異之中找到。

香氣腦科學
教你如何利用「香氣」刺激大腦，揭開情緒、學習、人際關係與病痛的 60 個腦內祕密

人類大腦中與生存直接相關的部分並沒有左右之分。舉例來說，人類用以維持生命的心臟中樞與呼吸中樞等，以及不可或缺的自律神經系統中樞等皆集中於腦幹，而這個部位是沒有左右之分的。隨著腦部高等智能的發展，左腦和右腦的結構開始分離，其功能也隨之區隔開來。從人類的情況來看，左腦主要具有學習相關的功能，像是邏輯、詞彙、記憶以及數理等，皆受到左腦很大的影響。而右腦則與我們的感情密切相關，主要掌管創造性、藝術性領域、直覺能力以及幸福情感等功能。

　　因此，左腦發達的人具有較強的邏輯思考能力，在制定計劃與處理工作時比較容易得心應手。相反地，右腦發達的人不喜歡重複性的工作，樂於享受變化，對新鮮的事物十分感興趣。

　　我們的左腦和右腦與童話中的螞蟻和蟋蟀非常相似吧？如果讓孩子們在小的時候就開始置身於強調單向學習的被動性教育裡，那麼他們的左腦就會像因為椎間盤突出而受苦的螞蟻一樣，承受過度的負擔，相較於右腦的發達，左腦甚至可能會有萎縮的情況。但是若只有右腦發達的話，就會像鎮日玩耍的蟋蟀般，不懂得何謂現實生活，最後落得晚景淒涼的下場。

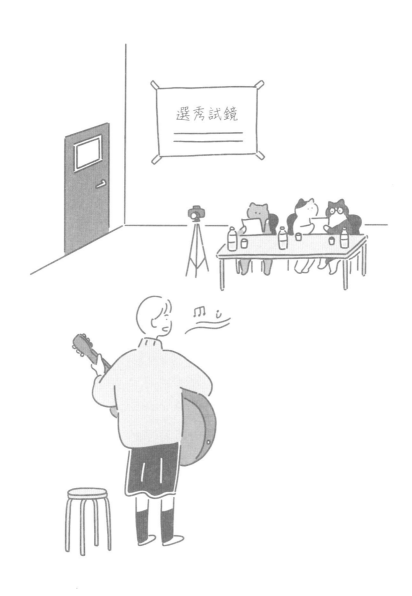

選秀試鏡

專門研究愛因斯坦大腦的團隊認為，愛因斯坦天賦異稟的祕密，就在於連接左腦和右腦的胼胝體異常發達。也就是說，因為他的左腦和右腦能夠活躍地相互溝通，因此造就了這位智商過人的世紀天才。實際上，由於左腦本身的特性，若是計畫無法如預期進度實行的話，就會讓人變得相當不安，而此時如果用能夠給予情緒安定的右腦加以輔助，就可以恢復心理上的平靜。若我們接受的教育只針對左腦或右腦單一側的發展，那麼大腦就必須得承受巨大的壓力，因此，很多教育專家認為左腦和右腦的均衡學習具有其必要性。

父母親那一輩在年幼時經常有機會躺在河邊望著天空，想像天上的雲朵變化成各種形狀，一下子是小狗，一下子又變成馬，或許最後還變成一隻巨大的蝴蝶翩翩飛舞，我認為這就是刺激右腦最好的學習方式。大家不妨趁著假期，帶著子女們到山上看星星，想像自己如同電影《星際效應》一樣，自由自在地於宇宙中旅行，然後請孩子們將當天的感受記錄在日記上，如此一來也可以同時增進語言能力，或許這就是讓左腦與右腦均衡學習的最佳方法呢。

若是由懂得左右腦均衡教育的人來改寫《螞蟻和蟋蟀》，也許它會出現這樣的結局：創意力和藝術感出眾的蟋蟀成為優秀歌手，

擅於精心策劃的螞蟻則當上了經紀公司的老闆，而在螞蟻的規劃與訓練下，將蟋蟀打造成了如同 PSY 或防彈少年團一樣的世界級明星。

香氣腦科學
教你如何利用「香氣」刺激大腦，揭開情緒、學習、人際關係與病痛的 60 個腦內祕密

不瘋魔，
不成活

　　我曾經看過《黑天鵝》這部電影，該片的主角在戲中參加芭蕾舞劇「天鵝湖」的選拔，必須同時要扮演美麗純真的白天鵝，以及性感魅惑的黑天鵝。為了完美演繹黑天鵝這個角色，沒想到最後卻讓自己陷入瘋狂的境地。雖然她成功地成為一名優秀的芭蕾舞者，可是卻也讓自己陷入精神分裂且不能自控。這個故事或許極端，卻也告訴了我們，一名藝術家若是想要達到最高境界，就必須像著魔似地把自己的靈魂完全奉獻出來。

　　另外，韓國近代小說家金東仁的作品《狂炎奏鳴曲》（광염소나타）中，主角白性洙為了完成最佳傑作，展現出無所畏懼的瘋狂姿態，這部作品細膩地刻畫出天才藝術家蘊藏在體內的腦部疾病問題。在現實世界中也可以看到很多這樣的例子，許多在藝術

史上留下偉大成就的人，往往在創作時都有過度投入的狂熱傾向。

　　電影《鋼琴師》的原著故事更是為人們所熟知，澳洲天才鋼琴家大衛・赫夫考（David Helfgott）為了完美詮釋大家公認最難演奏的拉赫瑪尼諾夫《第三鋼琴協奏曲》，最後罹患精神分裂症（思覺失調症）。另外，還有因為畫作達不到自身設定的標準，最後割掉自己耳朵的世界級畫家文森・梵谷，也是著名的代表人物之一。

　　正因如此，世人普遍認為若是想要有所成就，就得讓自己全身心地投入想做的事情裡，若非如此絕不可能達成目的。在說明這個狀況時，大家經常會用「不狂不及」這句成語，而這句話的全文其實是來自於「若汝不狂，終不及之」。在 2015 年《自然──神經科學》（*Nature Neuroscience*）的一篇報導中，以科學方式來證實了這句話的真實性。冰島大學人類學系的卡里・斯特凡森（Kari Stefansson）博士研究團隊發現，人類的藝術性創造力與精神分裂症，或是雙極性情感性精神病（躁鬱症，影響日常生活的躁症和憂鬱症交替出現的情緒調節異常疾病）之間具有遺傳方面的關聯性。該研究以八萬六千名以上的冰島人遺傳資料為基礎，對於提高精神分裂症與雙極性情感性精神病的遺傳變異進行了檢驗，結果發現由視覺藝術家、作家、演員、舞蹈家以及音樂家等

香氣腦科學
教你如何利用「香氣」刺激大腦，揭開情緒、學習、人際關係與病痛的 60 個腦內祕密

組成的國立藝術家協會會員當中，與一般正常人相比之下，擁有遺傳變異的人竟然高出 17% 之多。

另外，該研究團隊曾經以荷蘭和瑞典人為對象進行研究，調查創意性與精神疾病之間的聯繫性，結果證實了從事創意性工作的人，比從事其他職業的人有更高的機率帶有與精神疾病相關的遺傳變異因子，其機率甚至高達將近 25%。從這些研究結果來看，也許是因為從事創意性工作的人，其工作方式本來就不同於平凡人。換句話說，他們會以不尋常的方式來思考，但也有可能是因為他們每天持續以這樣的方式工作，最後導致遺傳上的脆弱因子出現，進而發展成精神分裂症也不一定。就算沒有引用鋼鐵大王安德魯·卡內基（Andrew Carnegie）的名言：「對於自己的工作沒有熱情的人，是絕對不可能成功的」，大家其實也都明白這個道理，若是對於自己的事業沒有滿腔熱血，想要獲得偉大的成就只不過是癡人說夢罷了。

但是，由於現代社會受到產業高度化或技術複雜化的影響，已經無法光是憑藉 IQ（intelligence quotient，智能商數）或是 EQ（emotional quotient，情緒商數）等個別能力指數來評價創造力的高低。如今的社會更加重視透過關懷他人，與其他人一起合作，

達成共同目標所必需的能力尺度 SQ（social intelligence quotient，
社會智力）來衡量發揮創意的效應。也就是說，在現今這個時代，
比起單純有創意的點子，將關懷他人的心意包含在內的創意才會
得到更高的評價。對於這點，我試著提出一句新的六字成語來表
達，叫做「不同狂不同及」，意思是如果無法與他人一起瘋狂，
那麼就無法成就大事。

窺探孩子的
大腦世界

　　一到假日，原先埋頭苦讀的學生們終於可以放鬆一下，重新回到久違的悠閒日常。不過，望子成龍、望女成鳳的父母親可不這麼認為，他們心中期待的是孩子們可以利用假期補救上學期落後的課程，或是提前預習下學期的內容，希望孩子在新的學期有更好的表現。在辛苦的生活中勒緊褲帶，好不容易才用省下來的錢送孩子們去上補習班，可是他們卻通宵打電動，白天睡懶覺，整日不念書，只會跟朋友們到處蹓躂，焦急萬分的父母實在無法理解孩子們的行為。究竟孩子們的腦袋裡裝了什麼、他們到底是怎麼想的，身為父母的人一定恨不得自己能夠鑽到他們的大腦裡去一探究竟。

　　不過，事實上能夠窺探大腦的機器我們早就開始使用了，而這

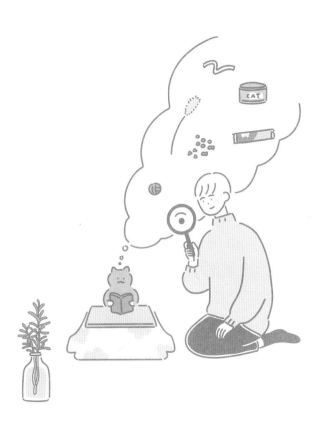

香氣腦科學
教你如何利用「香氣」刺激大腦，揭開情緒、學習、人際關係與病痛的 60 個腦內祕密

個機器正是由日本應用物理學家小川誠二教授引進的「功能性磁振造影」（functional Magnetic Resonance Imaging, fMRI），它是一種可以觀察人類腦部活動的影像設備，其原理是觀察大腦能量的代謝。大腦在活動時需要能量，為了生產該能量，我們的身體會將葡萄糖和氧氣藉由血管送入腦中。此時觀察血管裡血氧濃度的變化，即可得知大腦活動的區域為何。

自從這個設備出現之後，大腦的研究領域呈現飛躍性的發展，因為已經找到可以讀懂人類想法的工具。2012 年，美國加州大學柏克萊分校的傑克・格蘭特（Jack Gallant）教授研究團隊，已經透過功能性磁振造影成功將人類所看到的圖片進行解碼。研究團隊在受試者觀看圖片時，使用腦部影像設備觀察其大腦的活性，並且掌握各張圖片與大腦活性模型之間的相互關係，用得到的資料建立數據庫。之後，他們再展示某張圖片給受試者看，觀察他們大腦的活動型態，再將獲得的大腦訊號與數據庫進行比對，如此一來，就可以推測出受試者看到的圖片是什麼。換句話說，如今的世界已經不同以往，只要利用該技術和腦部影像設備，別人就可以知道我們腦海中究竟浮現什麼樣的畫面。

2013 年，日本國際電氣通信基礎技術研究所神谷之康博士的研

究團隊，也使用過類似的方法，他們利用腦部影像設備，開發出可以解讀人類夢境內容的技術。如今無論是醒著或是睡著的狀態，他人都能藉由這種技術來窺探我們的想法。其實，這種技術不但已經可以取代測謊機的存在，就算不寫日記，也可以幫助我們記錄一整天發生的事情，而且做起來毫不費力。你是否曾經做夢夢到樂透號碼，但是醒來後卻怎麼也想不起來，導致鎮日坐立難安呢？像這樣的事情，也許今後就不會再發生了。更重要的是，父母親們終於可以透過科技了解孩子究竟在想些什麼。不過至今為止，誰也不知道這樣的世界是否真的美好。與這種技術相關的腦神經倫理學目前已經成為一門新興學科，希望不久的將來能夠制定完善的法律予以規範。

最後，為了學業而廢寢忘食的學生們，我在這裡提供一個可以讓大腦變得愉悅，透過刺激五感增進學習效率的方法給大家。首先，請大家用端正的姿勢坐在書桌前（這樣有助於血液循環，以便提供大量氧氣給腦部），然後一邊用眼睛看書，一邊用嘴巴唸出來，同時用耳朵專心聆聽（讓視覺、聽覺以及大腦皮質所有部分都一起活躍起來），翻書時用指尖去感受紙張（觸覺，特別是人的指尖相當敏感，在發展大腦上扮演著十分重要的角色）。另外，每當翻閱紙張時，聞著隱約從書本中傳來的淡淡書香（嗅覺，

香氣腦科學
教你如何利用「香氣」刺激大腦，揭開情緒、學習、人際關係與病痛的 60 個腦內祕密

香味的刺激對於強化記憶有很大的助益）。大腦在受到各式各樣的刺激之下，神經細胞即可持續活化。透過這樣的五感刺激學習法，讓大腦中累積的學習不僅是單純地當作資訊儲存，而是轉變為知識，隨著時間的流逝慢慢沉澱，變成珍貴的人生智慧。刺激五感的學習法中唯一漏掉的「味覺」，這個部分最好用親自烹調的健康料理來填補，而非選擇速食食品，這樣是不是就更加完美了呢？

三神奶奶賜予的
學習能力

　　最近的年輕男女們，很流行到注文津的防波堤留下到此一遊的認證照，因為這裡是 2017 年冬季人氣最高的某部韓劇拍攝地，男主角贈送花束給女主角的場景就是在此地取景。把原先默默無名的注文津防波堤打造成著名觀光景點的韓劇，正是將鬼怪傳說改編成浪漫愛情故事的《孤單又燦爛的神——鬼怪》，而其中最讓人感到趣味十足的登場人物莫過於三神奶奶了。不過，這位三神奶奶完全打破我們固有的印象，在戲中她是一位非常年輕美麗的女子。這位打破常規的三神奶奶，扮演著將主角送到世上並且保護她的角色，藉此帶動了整部連續劇的故事發展。

　　正如韓國的傳說故事中有位三神奶奶一樣，希臘神話中也有一位扮演三神奶奶角色的女神，她的名字叫做克洛托（Klotho），是

香氣腦科學
教你如何利用「香氣」刺激大腦，揭開情緒、學習、人際關係與病痛的 60 個腦內祕密

一位決定人類命運的女神。克洛托掌管人類的生命之線，因此調節我們身體壽命的基因也根據這位命運女神來命名，該基因被稱為「克洛素基因 KL-VS」。

近來隨著人類平均壽命延長，人們不僅開始關注肉體的老化，對腦部的老化問題也越來越關心。根據統計顯示，71 歲以上的美國人當中，有 14% 的人患有失智症，也就是說，美國 71 歲以上的老人，每七名就有一名罹患失智症。另外，80 歲以上的老人，罹患失智症的風險甚至高達兩倍之多。

基於上述原因，最近許多研究人員皆針對與長壽有關的基因，以及這些基因對大腦認知功能產生何種影響進行了研究。有趣的是，擁有調節人類壽命 KLOTHO 基因的人，不僅壽命比較長，在思考力、學習能力以及記憶力等大腦認知功能方面，表現也較為優異。加州大學舊金山分校列納特・穆克（Lennart Mucke）教授的研究團隊，為了進一步得知 KLOTHO 基因裡的蛋白質是否與大腦功能有關，於是利用了遺傳工程技術，將大量 KLOTHO 蛋白質植入老鼠的體內，並且對牠們進行多項學習能力和記憶力測試。令人驚訝的是，這些老鼠竟然比一般老鼠具有更高的學習能力和記憶力。研究人員解釋，因為 KLOTHO 蛋白質具有強化腦內神經

細胞突觸的作用，所以才會有助於提高學習能力和記憶力。

　　該研究的重大發現如下：與長壽相關的遺傳因子與該遺傳因子中的蛋白質，不僅有延長壽命的功效，而且有助於防止大腦機能下降。因此，也許將來會開發出某種藥物，不但可以延長人類的壽命，而且還可以擺脫嚴重威脅我們腦部健康的失智症。不過，在使用這樣的藥物之前，我們必須先透過科學方法對某件事進行驗證。因為從其他研究中也證明了以下事實：雖然比起缺乏 KLOTHO 基因的人，擁有 KLOTHO 基因的人確實活得更久，但出乎意料的是，擁有 KLOTHO 基因的人當中，帶有雙倍基因的人反而壽命較短。透過動物實驗可以得知，大量製造 KLOTHO 蛋白質有助於提高認知能力，雖然這是一項重大的發現，不過對於延長壽命的效果則需要更加縝密的驗證。

　　讓我們發揮一下想像力，也許克洛托女神不只賜予人類生命，同時也給予我們大腦的認知能力。而韓國傳說中的三神奶奶也一樣，她不但把我們送到這個世界上，還在一旁守護著我們，讓我們得以學習生存的智慧，不是嗎？

請聽取國民的七個願望

在民主主義之下，我們透過選舉制度選出代表國民的人選，而要想成為國民代表，候選人就必須在短暫的選舉期間內遊說選民。為了抓住選民的心，候選人們無不使出渾身解數，紛紛祭出各種誘惑力十足的政策。不過奇怪的是，選舉結束後過不了多久，當初候選人喊到聲嘶力竭，再三強調過的政策，選民們卻早已忘得一乾二淨。就算腦海裡還留有些許印象，但每位選民所記得的政策內容卻不盡相同。

為什麼會發生這樣的事情呢？我們可以從 1956 年美國認知心理學家喬治・米勒（George Miller）教授的論文《神奇的數字：7±2》中找到答案。米勒教授透過各種實驗發現人類在處理短期記憶時，其容量是有限制的，因此他用狹窄的運河來做比喻：由於空間範圍有限，所以一次能夠通過運河的船隻數量也有限制，

他將這個概念稱之為「通道容量」（channel capacity）。

根據米勒教授的研究結果，人類處理資訊的記憶廣度大約在 5 到 9 個單位之間，也就是 7±2 個單位。換句話說，我們的大腦難以處理超過此範圍的資訊，超載的資訊終將無法儲存在大腦記憶中。為了測試這個理論是否為真，我試著回想高中時代曾經默背過的圓周率，結果令人訝異，因為我所記得的數字正好只有七個，那就是 3.141592。

正如上文所述，人類處理訊息的能力是有限度的。不管是多麼美好的政策，若是候選人一口氣提出一百多項，那麼選民到最後也只會記得自己有興趣的七項政策而已，其他的則是忘得一乾二淨。請各位試著回想一下自己曾經熱烈支持過的候選人，當初選舉時所提出的政策當中，您還記得幾項呢？我想不管您的記憶力再好，最多也不會超過十項，真是不可思議，對吧？另外，若是請您將記得的政策寫下來，您會發現那些政策大部分應該都是七個字左右的標語。我自己也有相同經驗，在 2017 年總統選舉的政策當中，讓我印象最深刻的也是七個字的競選口號「失智國家責任制」。如果當初的口號是「對失智症負責到底的福祉國家」，或許就不會在我的腦海中留下如此強烈的記憶了。

香氣腦科學
教你如何利用「香氣」刺激大腦，揭開情緒、學習、人際關係與病痛的 60 個腦內祕密

米勒教授的「神奇的數字：7±2」理論，不僅適用於選舉政策的制定，也被運用在我們生活的各個層面。各位每天最容易接觸到的例子就是電話號碼，去掉區域碼之後，一般的電話號碼都在七到八個數字之間，正因如此，想要記住電話號碼並非難事，不過若要背比電話號碼更長的數字，可就沒有那麼容易了。只要善用「神奇的數字：7±2」理論，能夠讓我們的生活變得更加便利。我們可以多加練習將資訊按照有意義的方式形成一個組塊（chunking），建立新的學習習慣，然後將每個組塊中的數據依照7±2的原則來分配即可。若是對於學習英文感到吃力的學生，也可以善加利用大腦的短期記憶原理來幫助學習。大部分的學生在學習英文時，都是先背誦單字、學習文法，然後才練習對話或是寫文章。不過若是在讀英文書籍時，將由三、四個單字組成的慣用語在理解後加以練習，讓它形成記憶組塊，那麼英文能力勢必會有長足的進步。

　　在選舉期間我們會聽到許多深得民心，讓人為之振奮的承諾。若是候選人們至少能做到其中包含著國民殷切期望的七項政策，那麼也就算不負眾望了。如此一來，我想國民們也絕對不會忘記他們所做的貢獻。

韓石峯母親的
大腦基礎學習法

　　韓國對教育的重視程度在全世界可以說是數一數二。很多專家的分析指出，由於韓國在戰後受到世界各國的援助，經濟成長之後也開始援助需要幫助的國家，於是大家十分清楚投資國民教育是一件相當重要的事，才會對教育孩子有著一股狂熱。因此，我們在成長的過程中，也經常聽到母親透過教育培養出優秀孩子的故事。

　　其中最為人所知的，應該是韓石峯母親在黑暗中熟稔地切年糕的軼事。韓石峯的母親靠著做年糕的小生意養家，好不容易才掙到錢供他去學堂學習寫字。十年未返家的韓石峯因為思念母親而回鄉，未料母親並沒有露出欣喜之色，反倒是熄滅燈火開始切起年糕，並且讓韓石峯在黑暗中寫字。重新點燈之後，韓石峯發現

香氣腦科學
教你如何利用「香氣」刺激大腦，揭開情緒、學習、人際關係與病痛的 60 個腦內祕密

母親的年糕切得整整齊齊，而自己的字卻寫得歪七扭八，因此徹底覺悟。後來他發憤圖強，又花了十年光陰精進書法，最後終於成為朝鮮最著名的書法家。雖然那天我們並未與韓石峯母子身處在同一個房間，但我想韓石峯的母親並不是想展現自己熟練快速的切糕手藝，而是要讓兒子知道想在黑暗中切出整齊的年糕並非易事。我們的大腦是一個非常容易喜新厭舊的器官，若是看到別人輕而易舉地完成某事，並不會激發我們的鬥志。由於大腦有這樣的特性，所以在看到別人千辛萬苦獲得成就時，反而會產生強烈的挑戰欲望，即便失敗了一、二次也不以為意，甚至會讓自己更加執著於其中。

2017 年有一篇關於大腦這種特性的論文，根據美國 MIT 大腦與認知科學系勞拉・舒爾茨（Laura Schulz）博士研究團隊在《科學》（*Science*）期刊上發表的研究內容，顯示當小孩看到大人在努力不懈之下完成任務後，會呈現出更加努力學習的傾向。他們設計了一個實驗，將一群 15 個月大的小孩分成兩組，由父母親向他們示範從箱子中取出玩具的動作，並且重複該動作數次。其中一組的父母親在取出玩具時，假裝這個動作非常困難，好不容易才成功地將玩具拿出來；另外一組的父母則是表現出這個動作易如反掌，輕鬆就能勝任的模樣。接著，他們將會發出複雜音樂的玩具

分給這些孩子們玩，並且觀察他們的反應。結果發現看到大人們
艱辛取出玩具的孩子，在玩玩具時的集中力較高，而且也會比較
有耐心；看到大人輕鬆完成任務的孩子，則是玩了一會兒之後就
對玩具失去興趣。換句話說，大人的表現會影響孩子們在學習新
事物時的態度，尤其是在集中力與恆毅力上會有兩種截然不同的
表現。

　　事實上，很多教育學者在分析學生長期性的學業成績時，經常
會用 IQ 這種智能商數來做評價。雖然 IQ 也很重要，但其實關鍵
仍取決於學生的專注力是否集中，以及能否堅持不懈地學習。由
於 MIT 研究團隊這次的研究對象是 15 個月大的孩子，所以不見得
能夠完全適用於一般學生，不過我認為，學生們能否專心致力於
學業，主要還是看大人們能否以身作則。可能因為這樣，所以我
們小時候閱讀的偉人傳記中，大部分都是描述主角克服苦難的故
事吧。因為看到這樣的故事，可以同時刺激我們大腦中對於追求
夢想的專注力，以及堅持挑戰的意志力。另外，近來常聽到「金
湯匙」這個說法，多數人都會對它產生一種排斥感，但或許這只
是我們的大腦對於不勞而獲的行為表現出的本能反應。

　　總而言之，以韓石峯母親為代表的所有父母親們，即使從未主

香氣腦科學
教你如何利用「香氣」刺激大腦，揭開情緒、學習、人際關係與病痛的 60 個腦內祕密

修過腦科學，對於子女的教育卻同樣充滿了熱情。腦科學家們至今才揭曉的大腦基礎學習法，我們似乎早就已經承襲前人的智慧並且善加運用了。今天在辛苦學習的子女身邊陪伴時，請試著拿起書本閱讀，讓孩子們看到父母用功的樣子，有助於孩子們更加專心念書，努力精進自己的學業。既然都做到這個地步了，不妨繼續假裝自己好像讀得很累，趁機捶捶肩膀、揉揉眼睛，孩子們的大腦在受到這樣的刺激後，說不定會更加努力學習呢！

大腦中的名牌手錶，生理時鐘

電視劇《來自星星的你》曾經以高人氣掀起一陣旋風，戲裡的男主角都敏俊生活在與一般人不同的時空裡，對他人而言短暫的時間，對都敏俊來說卻是漫長的歲月，因此即使活了四百年也不會變老。除去英俊的外表不談，真的能夠擁有如此了不起的能力嗎？

都敏俊長生不老的祕訣，在於他的生理時鐘走得比一般地球人來得慢。生理時鐘是指生物體配合地球自轉一圈的週期，以調節行動與生理作用的機制。地球上所有的生命型態都擁有生理時鐘，也就是說，從單細胞生物到高等動物都有一套固定的作息週期。依照1972年歐文・朱克（Irving Zucker）提出的論點來看，他認為生理時鐘的中樞位於下視丘的前部，視神經交叉的上方，故稱視交叉上核（suprachiasmatic nucleus, SCN）。實際上 SCN 若是受到損傷，

香氣腦科學
教你如何利用「香氣」刺激大腦，揭開情緒、學習、人際關係與病痛的 60 個腦內祕密

生理時鐘的節奏就會被破壞，導致正常作息無法順利運作。

　　此外，SCN 也很容易受到外部環境影響，尤其是光線的影響最大。正因如此，當我們到國外旅遊時，才會因為時差調整不過來而苦不堪言。生理時鐘會透過多種腦分泌物來調節清醒和睡眠的規律，其中最為人所熟悉的是褪黑激素，當夜晚來臨時，褪黑激素的分泌會增多，令人感到睡意襲來；早晨天亮時則分泌減少，讓人逐漸清醒。因此，有些人在出國旅行時會服用褪黑激素來克服時差問題。其實不僅是睡眠，我們身體的很多生理現象都會受到生理時鐘的影響。

　　根據以色列魏茨曼科學研究學院（Weizmann Institute of Science）埃蘭・伊萊納夫（Eran Elinav）博士發表在 2016 年《細胞》（Cell）期刊上的研究成果，他認為腸內細菌的構成比率會隨著生理時鐘而改變。意即當生活節奏改變時，由於腸內細菌產生變化，導致肥胖的機率也會大為增加。因此，從事夜間輪班工作或經常到海外出差的人，由於經常改變生活規律的關係，所以很容易變胖。即使不是因為輪班工作或海外出差，而是喜歡吃宵夜的人也一樣，只要生理節奏不規律，就很容易產生肥胖問題。換句話說，只要記得按時吃飯，那麼就有機會擺脫肥胖的威脅。

每當假期開始的第一天，學生們通常都會替自己制定一份不切實際的生活時間分配表，往往難以成功執行。不過，由於生理時鐘可以調節身體的各種生理作用，所以善加利用生理時鐘的原則，就可以制定出相當有效率的假日時間分配表。根據大韓臨床藥理學會所發表的「人類身體一天中的生理現象變化」內容所示，人的體溫與脈搏會在早上 7 點上升，背誦單字的記憶力會在早上 10 點到 11 點之間增加 15%，中午 12 點時創造力和觀察力等工作能力會達到最高峰。另外，下午 3 點到 4 點則是最適合運動的時間，同時也是提高長期記憶力的最佳時段。晚上 8 點是消化能力最好的時候，到了晚上 10 點執行力就會下降，而聽覺則會在這個時刻變得最為敏銳。

所以，若您想要度過一段充實的寒假，可以參考下列的建議來擬定時間表。早上 7 點左右起床吃早餐，10 點左右集中精神背英文單字，然後從 11 點到 12 點努力學習需要創造力的數學與科學，下午 3 點到 4 點做些簡單的運動來鍛鍊體力，並且複習一下需要長時間記在腦海中的內容。而最晚必須在晚上 7 點之前吃完晚餐，這樣腸胃才有時間好好消化，讓您度過一個舒適的夜晚。由於晚上 10 點以後學習能力會降低，所以可以閱讀一些對未來有幫助的課外讀物，或是整理一下今天的筆記，接著就可以準備入睡。因

為人類的聽覺在夜間會變得很敏銳，為了左鄰右舍著想，請務必將音樂的音量調低，以減少樓層之間的噪音。若是可以按照這個時間表來度過假期，也許你將會發現自己有無可限量的未來，說不定能夠成為一位像都敏俊般帥氣的人呢。

最後，我為學生們出了一道猜謎！題目是若今後地球自轉變慢的話，我們的生理時鐘會有什麼樣的變化呢？答案是我們會朝著每日週期變長的方向進化，今後我們的生理時鐘也許不是以 24 小時來計算，而是延長到 28 小時或者更長的時間。

大腦也喜歡
香氣迷人的花朵

　　住在小行星 B-612 上頭的小王子，他有一朵精心栽培的玫瑰花，雖然花朵的模樣很美麗，但是它的香氣更是迷人。各位有沒有想過這個問題，當你靜靜地欣賞著花朵，突然覺得花兒真美麗，這是因為花的模樣讓你覺得美，還是因濃郁的芳香氣息讓你覺得花兒美呢？對於像我這種研究香氣的腦研究者來說，這真的是一個很有意思的問題。根據位於美國賓夕法尼亞州費城的莫內爾化學感官中心（Monell Chemical Senses Center）的研究成果顯示，人們是因為喜歡花朵的香氣，所以才會覺得花朵看起來很美麗。

　　最近的研究表示，人們會因為聞到香味而做出某種特定的抉擇，或是採取特定的行動。在聞到香氣之後，由於情緒受到影響，我們的大腦所做的決定或行動也會有所不同。舉例來說，當我們聞

香氣腦科學
教你如何利用「香氣」刺激大腦，揭開情緒、學習、人際關係與病痛的 60 個腦內祕密

到芳香的氣味，對於所見事物做出正面評價的可能性也會較高；若是聞到令人不快的氣味，那麼對於所見事物做出負面評價的可能性也會隨之提高。就像這樣，香氣其實足以影響我們的思考，讓人做出情緒性的決定。

然而有趣的是，這種因為香氣導致的情緒性決定現象，並未出現在未滿 5 歲的孩童身上。莫內爾化學感官中心以 140 名 3 歲到 7 歲的孩童為對象進行實驗，首先他們讓孩子分別去聞裝有無任何香味、玫瑰花香及魚腥味的瓶子；聞完之後，再讓他們立刻從電腦畫面中的兩張表情圖片中選出一張。畫面中的表情來自同一個人，一張是洋溢著幸福的臉孔，另一張則是不悅的表情。當孩童做出選擇後，研究人員接著詢問他們是否喜歡剛才聞到的味道。不管聞到的是哪一種味道的瓶子，未滿 5 歲的孩童大多都選擇了露出幸福表情的圖片。

相反地，以 5 歲以上孩童的狀況來看，聞到玫瑰香氣的孩子們大多會選擇露出幸福表情的圖，而聞到魚腥味的孩子，則是會選擇露出不悅表情的圖片。也就是說，對於年齡超過 5 歲的孩子而言，他們會因自身感受到的味道去選擇表情。更進一步分析，人們終究會因為自己對於味道的經驗而做出情緒性的決定。因此，

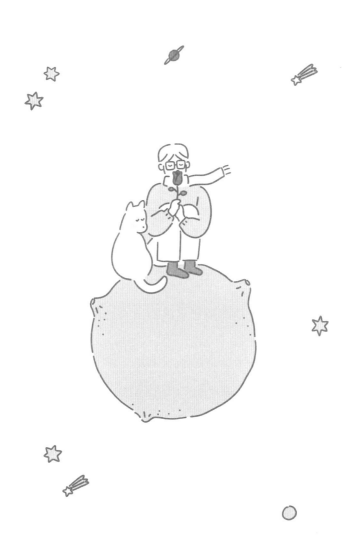

香氣腦科學
教你如何利用「香氣」刺激大腦，揭開情緒、學習、人際關係與病痛的 60 個腦內祕密

美味的年糕並不見得吃起來就好吃，很有可能是因為年糕散發出香噴噴的味道，才讓人覺得這是一塊好看又好吃的年糕。

從這個研究結果中可以得知一件很有趣的事，那就是實驗成果的分水嶺在於 5 歲（韓國年齡大約是 6 到 7 歲）。所有養育孩子的父母對「7 歲孩子惹人嫌」這句話應該都很有同感吧！明明一直以來都很乖巧聽話的孩子，一到 7 歲之後，突然對每件事都開始唱反調，讓人氣得牙癢癢。其實，這是因為該階段大腦開始飛躍性發展，並且形成自我意識，也是孩子形塑自我社會性和道德標準的時期。正因如此，孩子們變得不再一味聽從父母的話，開始會積極地表達自我意識。

對於這種變化還不熟悉的父母們，請別把它當成是孩子對父母的反抗，可以善加利用上述的研究成果，試著在孩子的房間裡放一點擴香，或是為他們準備一些色香味美的點心。如此一來，就算惹人嫌的 7 歲小孩頂嘴次數未見減少，也至少能讓他們學習去做出對未來有幫助的幸福決定吧？

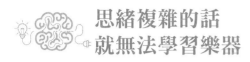

思緒複雜的話
就無法學習樂器

　　我最敬愛的客座教授，曾告訴過我他生平初次學習薩克斯風的故事。年過七旬的長者依然精力旺盛地從事學術活動，這件事本身就已經很令人尊敬，再看到他向新的樂器進行挑戰時，那份永不停止探索新鮮事物的熱情，令我在驚訝之餘，又更加深了對他的敬意。

　　其實我在不久前也開始學習打鼓，這是我遺願清單裡的其中一個項目。我學生時期的偶像是「接吻樂團」（KISS）裡的鼓手彼得・克里斯（Peter Criss），因此我想像中的樣子是他伸長舌頭唱「I was made for loving you」的帥氣模樣，然而現實中的我卻是不斷掉落鼓棒，節奏不協調地破壞整體音樂，還累得像狗一樣吐舌喘氣，簡直就是標準的「節奏白痴」。為什麼年紀大了，學習音

香氣腦科學
教你如何利用「香氣」刺激大腦，揭開情緒、學習、人際關係與病痛的 60 個腦內祕密

樂變成一件如此困難的事呢？仔細觀察那些年輕孩子，他們在學習樂器時，好像比大人學得更快更輕鬆，這是因為孩子們的大腦比大人還要優秀的關係嗎？

近來透過大腦研究發現的事實，卻正好與此預測相反。在學習新樂器的過程中，大腦會產生各種活動。熟悉一項樂器直到上手為止，我們的大腦裡會產生兩種處理過程：分別是自動化過程（automatic processes）與意識化過程（conscious processing）。大腦裡自動處理的事情是指重複性高，在無意識狀態下就可以輕鬆處理的事情。相反地，意識處理則是指需要用到大腦認知功能，集中注意力才能夠做的事情。

這兩種過程在腦中產生衝突時，即會出現特殊的情況。最具代表性的例子是史楚普效應（Stroop Effect），這個理論最早是由約翰‧史楚普（John Stroop）博士所提出，因此以他的名字來命名。史楚普效應是指比起用紅筆寫的「紅色」，當我們念用黃筆寫的「紅色」時會花費更多時間，或是念錯的機率會更高。也就是說，針對某個特定主題的反應時間，會因為注意力的強弱而有所不同。我們平時在背單字的時候，就像念用紅筆寫的「紅色」一樣，大腦是採取自動處理的程序（閱讀單字），但當我們突然看到用黃

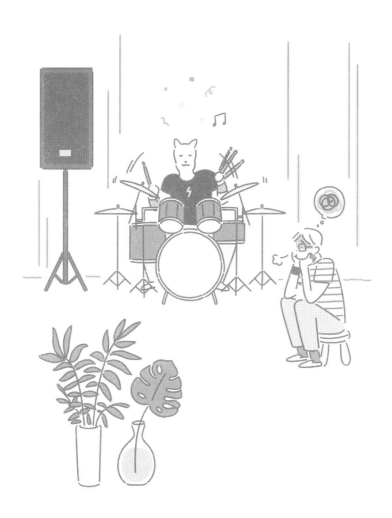

香氣腦科學
教你如何利用「香氣」刺激大腦，揭開情緒、學習、人際關係與病痛的 60 個腦內祕密

筆寫的「紅色」時，想要念出紅色二字則需要有意識地檢查文字本身並辨認文字的顏色，必須透過意識化過程（說出單字的顏色）來處理，因此需要花費更長的時間。

我們在學習一項新樂器時，大腦裡也會經歷自動處理過程和意識處理過程之間的矛盾。唯有在大腦自然而然地使用自動處理過程來主導時，我們才能減少學習樂器的時間和努力。但是，成人的大腦在學習樂器的過程中不斷制定各種計畫，對每一項行為都賦予意義，而我們的大腦必須歷經這些複雜的意識處理過程，所以才得付出更多的時間和努力。

在我們腦中負責這種意識處理的地方叫做「前扣帶迴皮質」（anterior cingulate cortex），這個部分是我們腦部發育過程中最晚完成的地方。也許正因如此，孩子們在學習新樂器時，不需要像成人一樣花費那麼多的時間。

根據近來美國加州大學聖塔芭芭拉分校的史考特‧格拉夫頓（Scott Grafton）教授所言，在學習新事物時，若是腦中思緒太多的話，則需要花費更長的時間。

格拉夫頓教授的研究團隊發現，在學習新的東西時，前扣帶皮層活性低的人會比活動性高的人節省更多時間。也就是說，在做某件事情時，如果腦中想法太多，反而會讓大腦中不需要運作的部位也活動起來，那麼事情就無法如預期進行，只會耗費更多的時間。也許就像古代先賢所說的「大道至簡」，真理往往是最簡單的。從今天開始，我也要將腦中複雜的思緒清空，恢復孩童般純真的心靈，不，是回到孩子般單純的腦袋，再次坐在鼓架前好好練習。那麼在不久之後，我是否就能夠像彼得‧克里斯一樣打得一手好鼓？或者又因為這種毫無用處的想法，會讓我繼續當一個節奏白痴呢？

香氣腦科學
教你如何利用「香氣」刺激大腦，揭開情緒、學習、人際關係與病痛的 60 個腦內祕密

令人難以置信的 碩大腦袋

　　每當到了愚人節，周圍的人就會彼此開一些無傷大雅的玩笑，大夥兒笑成一片。我也來說一個如同愚人節般令人不可置信的故事吧！有很多人認為頭大的人比較聰明，但是愛因斯坦博士過世後，人們發現他的大腦比一般人類男性大腦的平均重量 1.35 公斤還要來得輕，只有 1.23 公斤，於是大家開始認為其實腦的大小和智商沒有太大關係。從我們周遭的例子來看，電腦也並非體積大就代表性能較好，近來利用革新技術的半導體組成的電腦，即使體積小，性能卻反而更加優異。就像這樣，也許愛因斯坦博士的大腦是由高性能神經細胞組合而成，所以他才會擁有與眾不同的能力，在科學上有傑出的貢獻。

　　雖然存在著這樣的事實，但若是拿動物大腦的大小來做比較，

我們會發現高等動物的腦袋確實比低等動物來得更大。因此，至今還是很多人在簡單推測動物智商能力時，仍然採取衡量腦袋大小的方法。實際上，腦袋大即代表頭骨大，那麼腦容量大的可能性也會比較高，所以若挖掘出原始人的頭蓋骨化石，我們就可以大致推算出當時人類的腦袋大小，並以此為基礎計算出當時人類的智商水準為何了。

今天要介紹的頭蓋骨化石主角，和我們熟知的尼安德塔人、北京猿人或是克羅馬儂人不太一樣，他在人類歷史上很少被提及，因此我們對他或許會感到有些陌生。1913 年在非洲一座叫做博斯科普（Boskop）的村莊裡，有兩位農夫發現了這個頭蓋骨化石，此化石後來被保存在南非的伊麗莎白港博物館中。該博物館的館長弗雷德里克・菲茨西蒙斯（Frederick FitzSimons）對這個頭蓋骨化石有很大的好奇心，因此不斷地進行相關研究，最後，他終於將這個頭蓋骨化石的主人，也就是「博斯科普人」（Boskop Man）首度介紹給世人認識。

根據研究推測得知，博斯科普人的身高與現代人差不多，但是腦袋的大小卻在 1.8 至 1.9 公斤之間，比現代人的腦袋大了 30%。請大家想像一下他的樣貌，雖然和我們的樣子相距不遠，可是卻

香氣腦科學
教你如何利用「香氣」刺激大腦，揭開情緒、學習、人際關係與病痛的 60 個腦內祕密

有一顆足足比我們大了 30% 的腦袋。許多學者認為，博斯科普人雖然擁有一顆碩大的腦袋，但是智力卻不及現代的人類，所以才會導致滅亡。不過，也有人認為他們的智力超群，但是一萬至三萬年前的世界不同於現在，並非智力高的物種就能生存下來，正由於當時是弱肉強食的時代，所以才會造成博斯科普人的滅絕。

身為腦研究者最感到好奇的是，就算博斯科普人在歷史上是個神話，應該也不會完全沒留下任何遺跡吧。我想，或許是因為博斯科普人雖然有很大的腦容量，但是卻不像現代人一樣擁有語言能力，因此才無法將他們的文明在歷史上留下紀錄。又或者是雖然他們擁有先進的文明，但是基於某種理由，讓他們在某個瞬間無聲無息地從地球上消失了。對我而言，如果真的有時光機的話，博斯科普人正是我最想造訪的對象。誰知道呢？也許我們的周圍還存在著擁有巨大腦袋的博斯科普人後代子孫呢。

本文裡和大家說的這個巨腦博斯科普人的故事，目前在學術界仍然存在著許多爭議，因此若是您不願意相信的話，就請繼續把它當成一個無傷大雅的玩笑，一笑置之即可。各位的笑容越燦爛，擊退失智風險的機率就越高，同時也可以讓大腦幸福迴路活躍起來，這個可不是謊言喔！

天才的弟子

　　韓國每年的五月十五日是教師節，然而就算沒有這個節日，我想大家也都很清楚老師的重要性。歷史上我們所熟知的天才們，起初大多只是尚未成熟的英才，但是他們在人生最重要的時期遇見了一位好的老師，這才讓他們的天賦大放異彩。在腦科學領域中，也有一段優秀老師與天才學生的著名故事，那就是美國約翰霍普金斯大學醫學院神經科學系的創始者索羅門・史奈德（Solomon Snyder）與他的老師。

　　史奈德教授是將腦科學往全新領域推展的重要人物，他在 1980 年設立了全世界第一個腦科學領域的專門學系，此後的 27 年間持續擔任系主任一職，奠定了今後腦科學研究的基礎。在他辭去系主任的工作後，2006 年約翰霍普金斯大學醫學院為了感謝他的功

勞，甚至將「神經科學系」改名為「索羅門・H・史奈德神經科學系」（The Solomon H. Snyder Department of Neuroscience）以茲紀念。大邱慶北科學技術院（DGIST）在開設腦科學專業科系時，曾經邀請史奈德教授的弟子、也是在設立約翰霍普金斯大學神經科學系時貢獻良多的蓋布瑞・羅奈特（Gabriele Ronnett）教授到韓國，請她以系主任的身分傳授世界最好的神經科學系在教育與研究計畫的歷史與技術。

史奈德教授在腦研究領域最具代表性的功績是在 1970 年代，從人類的大腦中發現了鴉片類受體（opioid receptor），開啟了研究神經傳導物質的全盛時期。1970 年代，由於參加越南戰爭的年輕人無法承受目睹傷亡的慘狀以及對戰爭的恐懼，因此為數眾多的士兵們都服用過精神類藥物，成癮中毒的情況相當嚴重，美國政府甚至對外宣稱這是一場「藥物戰爭」。此時史奈德教授的研究團隊找到了解決藥物中毒問題的鴉片類受體，為政府向毒品宣戰的計劃提供了最重要的線索，也就是說他的研究成果及時地解決了社會問題。

史奈德教授之所以在研究初期就可以發展為一名神經傳導物質的優秀專家，是因為遇到了一位影響他甚鉅的老師——在 1970 年

首度發現神經傳導物質，並且證實其作用機制而獲得諾貝爾生理學或醫學獎的朱利爾斯・阿克索羅德（Julius Axelrod）博士。阿克索羅德博士雖然立志成為醫生，但是並未取得任何一所醫學大學的入學許可。後來，他以研究員的身分在紐約大學的實驗室工作，由於對學問的追求熱情不減，因此繼續到大學的夜間部深造，並且取得了碩士學位，接著轉到紐約的某家醫院擔任研究員。然而，阿克索羅德博士也在這裡遇到了改變自己人生的一位老師，正是研究藥物對人體作用機制的先驅伯納德・布羅迪（Bernard Brodie）教授。布羅迪教授是專門研究血清素等神經激素機能，並且將其做為開發抗精神病藥物基礎的研究者。布羅迪教授很賞識當時還是碩士級研究員的阿克索羅德博士，知道他擁有對研究的熱情與才華，因此把他視為伙伴，一起進行研究工作，並且把自己對藥理學的研究技術傳授給他。布羅迪教授與阿克索羅德博士透過共同研究，查明了止痛藥產生副作用的原因，同時也找出後來最具代表性的止痛藥泰諾林（Tylenol）的成分。此後，阿克索羅德博士以兩人共同研究的成果做為基礎完成了論文，並且獲得博士學位，開始邁向獨立研究的道路。

雖然這只是一個單純的假設，不過若是沒有遇到一位像布羅迪教授這樣的好老師，那麼阿克索羅德博士也許就無法像後來這樣

發光發熱，甚至拿到諾貝爾獎；而史奈德教授也一樣，如果他沒遇見阿克索羅德博士的話，或許如此卓越的腦科學研究就不會出現在這個世界上。因為有這三位藥理學者的師徒傳承，並且將其一生奉獻給神經傳導物質的研究，我們才會看到一個更加進步的世界。被眾人奉為天才的腦科學家們，其實曾經也只是一個充滿好奇心和熱情的年輕人，直到遇見一位懂得賞識他們的伯樂後，才讓他們的天賦發出光芒，在歷史上嶄露頭角。最近正好在向新生們介紹他們的故事，因此心中的感觸良多，也不禁勾起了我對恩師們的思念之情。

給夢想成為腦科學家的
年輕人

　　如果你有志於科學研究，也夢想著成為腦科學家，那麼相信你對聖地亞哥・拉蒙・卡哈爾（Santiago Ramon y Cajal）教授應該不會感到陌生。卡哈爾教授是西班牙出身的神經組織學家，也是歷史上最偉大的腦科學家。他使用自己開發的多種染色法來觀察脊椎動物，並且將他所描繪的神經系統組織學結構圖與觀察內容整理成冊，完成了腦科學研究史上最傑出的著作《人與脊椎動物的神經系統組織學》（*Histology of the Nervous System in Man and Vertebrate*），這本書至今仍被全世界的神經科學教育學科廣泛應用。卡哈爾教授以上述的神經系統組織微細結構研究成果為基礎，在 1906 年與義大利組織病理學家卡米洛・高基（Camillo Golgi）教授共同獲得諾貝爾生理學或醫學獎。

不過，其間有一件讓人津津樂道的逸事，就是共同獲得諾貝爾獎的這兩位腦科學權威，對於神經系統卻有著截然不同的看法。首先，高基教授認為神經的突觸是彼此直接連結，形成網狀般的結構，所以他主張「網狀理論」（reticular theory）；而卡哈爾教授則認為神經細胞是個別獨立的狀態，於是他提出「神經元理論」（neuron theory）。由於雙方持相反意見，因此高基教授在諾貝爾獎頒獎典禮演講時，公開批評卡哈爾教授和他的「神經元理論」。然而，後續的研究結果證明高基教授主張的「網狀理論」是錯誤的，而卡哈爾教授一直以來堅持的「神經元理論」，事後已經被證明是正確的學說。

為了讓「神經元理論」能夠成立，證實各個神經細胞之間相互溝通的「突觸」（synapse）存在是首要之務。卡哈爾教授使用高中科學教室裡經常出現的簡易顯微鏡，觀察被染色的神經組織，最終發現了突觸的存在，從他所記錄的內容可以感受到他對科學研究的熱情與執著。卡哈爾教授不但是卓越的腦科學家，同時也是非常優秀的導師。他在 1898 年著述的《研究科學的第一步——給年輕探索者的建議》（*Advice for a young investigator*）中，給予想要成為科學家的年輕人許多詳細且具體的建議，為他們指引了一條明路。而我本人也特別鍾愛這本書，尤其是書中的這句話：「每

個研究者都應該以自己的方式去解決問題」，更是深得我心。

　　若要我提供建議給學生，目前我還沒有想到比這個更有創造性的答案。另外，從他所說的「科學家是為自己和祖國帶來榮譽的愛國之士」這句話中，可以得知卡哈爾教授活躍於科學界時，西班牙還是科學的不毛之地，因此他也向自己國家的年輕科學家們強調愛國的重要性。目前韓國還處於發展基礎科學的階段，所以我認為韓國的年輕科學家們也應該把這個故事放在心上，時刻提醒自己勿忘初心。

　　詳實縝密的「觀察時代」已經結束，即將開啟兼具直覺與邏輯性的「分析時代」。包括卡哈爾教授在內的優秀腦研究學者們，歷經了超過一個世紀的詳細觀察，如今我們應該以他們的心血為基礎，展開綜合分析的全新時代。也就是說，原先的腦科學研究是以「觀察」為中心的生物學做為基礎，今後則是以「分析」為中心的數學與物理為根基，而本世紀則是兩者之間轉變的重要時期。目前全世界最受矚目的腦科學家承現峻（H.Sebastian Seung），本身即是物理學家出身，現在從事以數學角度來研究腦神經元的工作，我認為他正是走在時代尖端的代表性人物。為了解開大腦的神祕，21世紀的科學研究將變得更加活躍，而且必須開發更多人

香氣腦科學
教你如何利用「香氣」刺激大腦，揭開情緒、學習、人際關係與病痛的 60 個腦內祕密

腦融合技術，讓大腦從繁重的腦力勞動中解放出來。希望青年學子們除了生物學之外，也能夠將學習重心放在數學和物理上，成為超越「觀察時代」引領「分析時代」的優秀腦科學家。

香氣學習法
提高集中力和記憶力的香氛效果

．．．

　　我們的大腦透過感覺器官接收從外部傳來的資訊，首先將其進行「編碼」（encoding 或是 learning）後再「儲存」（storage），必要的時候則是可以選擇「回想或檢索」（recall 或 retrieval），這三個過程就是我們常說的「記憶」（memory）主要組成要素。在我們大腦中負責「記憶」的器官，因為形狀與大海中的生物海馬極為相似，因此取名為「海馬迴」（hippocampus）。海馬迴屬於大腦邊緣系統的一部分，主要負責長期記憶、空間定位以及調節情緒。以人類為例，單側的海馬迴大概是直徑 1 公分、長度 5

公分左右，一般的大小約為 3 到 3.5 立方公分。這麼小的一個器官卻能夠儲存人類一生所有的記憶，其性能比現今任何儲存設備都來得更優異。但是，我們在日常生活中經常提到的學習，與記憶組成要素中的「learning」有著不同的意義。平時我們所說的學習，是指將學習的內容儲存在大腦中，需要的時候再取出並且加以利用，或是與原有的經驗或資訊做比較，得到新的知識後再次儲存的一系列過程。為了提升學習效率，首先我們必須妥善儲存最初輸入腦中的資訊，而且必須在需要時能夠準確地再次取出使用。

　　一般人透過讀書或對話來學習新的事物，藉由視覺和聽覺接收各式各樣的訊息。不過我們的大腦很神奇，當它在儲存某種資訊時，除了視覺和聽覺之外，若是能再加上嗅覺刺激，儲存資訊時就會變得更有效率。因此，如果可以善加利用人類大腦的這種特性，在付出同等努力的情況下，即可獲得更佳的學習效果。實際上很多研究結果都告訴我們，使用具有令人愉悅及放鬆效果的香味刺激嗅覺後，透過觀察可以發現大腦皮質的腦電活動有增加的現象。此外，不僅是與嗅覺有密切關係的邊緣系統，就連額葉領域也會一起變得活躍。也就是說，香氣除了能夠單純地提供人類香味本身的訊息或是情感經驗的功能之外，同時與「記憶」這種

人類大腦高等認知的活動也有密不可分的關係。

　　目前已有許多關於這種利用人類大腦對香氣的特別反應來提高記憶力、增進學習成效的研究。2004 年，首爾漢城大學的研究團隊以某間高中的學生做為實驗對象，進行了香氣刺激對學習效果是否會產生影響的實驗。他們將學生分為兩組，其中一組使用了迷迭香精油，而另外一組則未使用香氛，然後讓他們進行國文、數學以及日文的測試。實驗結果發現，在數學測驗當中，使用香氛的實驗組平均成績比另外一組高出 5 分左右。研究團隊認為，這是因為使用香氛有助於提高集中力，因此學生才會有更好的表現。2017 年英國諾桑比亞大學（University of Northumbria）馬克・莫斯（Mark Moss）教授的研究團隊也進行了類似的實驗，該研究團隊將兩組學生分別安置在一間瀰漫迷迭香香氣的房間，以及另外一間沒有香氣的房間，分別對他們進行記憶力測試。結果發現，接觸到迷迭香香氣的學生比另外一組平均成績高出 5% ～ 7%。這兩個實驗分別在兩個不同的國家獨立進行，但是卻呈現出相似的結果，因此可以證明在香氛的刺激之下，確實有助於強化學生的集中力，並且增進他們的記憶力。

香氣腦科學
教你如何利用「香氣」刺激大腦，揭開情緒、學習、人際關係與病痛的 60 個腦內祕密

其實香氣之所以能夠強化集中力與增強記憶力，是因為香氣能夠帶給人們抗壓的效果。根據 2009 年嶺南外國語大學徐志榮博士的研究，顯示處在佛手柑精油（Bergamot E.O：散發出柑橘類水果清新淡雅的花香）環境之下的青少年，進行壓力指數、不安、身體症狀、呼吸、脈搏以及唾液皮質醇等各項檢驗時，在壓力程度與反應上有明顯的紓解。換句話說，佛手柑精油的香氣可以有效緩解學生的壓力，進而提高集中力和記憶力，讓他們有更好的學習成效。實際上也確實有利用香氛抗壓作用來改善學生學習環境的例子。延世大學朴泰善教授的研究團隊，主要進行從植物中萃取香氣的研究，該研究室開發的香氛組成物，經實驗證實有減少壓力荷爾蒙皮質醇與增加神經傳導物質血清素的效果。也就是說，該香氛組成物不僅具有緩解壓力的功效，還可以讓與記憶和學習有關的神經傳導物質血清素增加。他們以這個研究結果為基礎，證實該香氛組成物可以提高記憶力並增進學習成效，目前這個香氛組成物被放置在延世大學的圖書館裡，藉此幫助學生提高學習效率。

然而，並非所有的氣味都有助於提高記憶和學習。2011 年某個

以韓國男子高中為對象進行的研究發現，男學生聚集的教室裡經常會傳出各種臭味，像是腳臭、汗臭、餿味或是頭臭味等，若是長期處於這樣的環境，可以讓大腦進入深度鬆弛狀態的 α 波（alpha wave）就會減少，而讓人處於精神緊張或壓力狀態的 β 波（beta wave），以及呈現不安及興奮狀態的 γ 波（gamma wave）就會變得活躍。換句話說，惡臭會讓我們陷入過度清醒或是緊張狀態。它與延世大學朴泰善教授研究團隊所開發的香氛組成物有截然不同的效果，惡臭會增加我們的壓力，阻礙血清素的分泌，讓我們無法集中精神，進而降低學習成效。

適當的香氣可以讓我們的大腦維持在穩定狀態，提高集中力和學習能力，相反地，難聞的氣味則是會使大腦陷入過度清醒和興奮狀態，集中力下降導致學習能力變差。學習能力不佳，當然記憶力也會跟著減退。因此，聞到好的香氣固然重要，但是讓自己遠離惡臭侵害也是自我保護的一種方式，請善加利用香氛營造良好的學習環境吧。

香氣腦科學
教你如何利用「香氣」刺激大腦，揭開情緒、學習、人際關係與病痛的 60 個腦內祕密

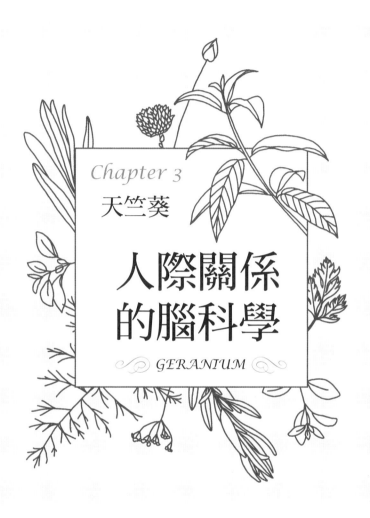

Chapter 3

天竺葵

人際關係
的腦科學

GERANIUM

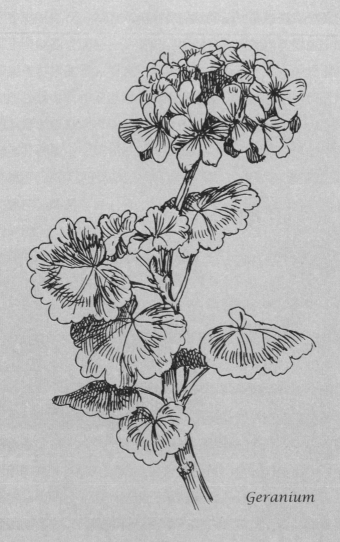

Geranium

男人來自火星，
女人來自金星？

　　1990 年代有一本暢銷書名為《男人來自火星，女人來自金星》，（*Truly Mars and Venus*）用宇宙兩個行星的距離來隱喻男女之間的差異。女人會用女人的觀點來閱讀，而男人則是用男人的觀點來理解，因此雙方對於這本書的內容都能有強烈的共鳴。讀完這本書後，讀者們除了更加明白男女之間的差異，對於這個事實似乎也會有種悵然若失的醒悟。

　　那麼，究竟為何會有這樣的差距呢？當然是因為男人和女人的大腦構造不同，所以思考方式才會不一樣。

　　由於窺探人類大腦的腦部影像技術有著日新月異的進步，讓我們獲得了各種有趣的研究結果。賓夕法尼亞大學醫學院拉吉妮‧

韋瑪（Ragini Verma）教授的研究團隊，在 2013 年針對大腦神經元連結構造差異的觀察結果，顯示女性大腦的左右腦「相互連結」發展較佳，男性則是左右腦各自「內部連結」發展較好；但是在小腦左右連結的部分，男性左右腦之間有更大的連結性，而女性則是左右腦各自的內部連結更為發達。

這也說明了女性在需要集中力的工作、語言記憶以及社交能力表現上，會比男性要更好；而男性則在空間思考和運動方面的表現，會比女性更為優異。簡單來說，由於男女大腦構造的先天差異，當男人和女人吵架時，男人想要贏過女人的機率非常低；相對地，女人在開車或停車時總是覺得困難重重，這些都是由於男女腦部構造差異所導致。

另外，從加州州立大學醫學院露安・布哲婷教授所著的《女人的大腦很那個……》（*The Female Brain*）一書來看，女人一天所說的話大概是男人的三倍。這是因為女性大腦中負責感情和記憶的部位，明顯大於男性的大腦，所以男性一天使用的字彙量大約是二千個，而女性則是七千個左右。也就是說，男人在結束公司的工作後，一天內該使用的字彙就消耗得差不多了。因此，韓國有一個廣泛流傳的笑話：慶尚道出身的老公下班回家後，通常只

香氣腦科學
教你如何利用「香氣」刺激大腦，揭開情緒、學習、人際關係與病痛的 60 個腦內祕密

會對老婆開口說三句話：「吃飯！小孩呢？睡吧！」相反地，女性們則必須藉由說話來表達自己的感情，所以女人才會比男人多話。舉例來說，當妻子與昔日同窗好友講了長達兩小時的電話，在掛斷電話之前往往會補上一句：「嗯，那剩下的我們等下次見面再聊」，我想大部分的丈夫可能永遠都無法理解妻子究竟在想什麼吧。

從女性身上可以看到一種特別珍惜自身與他人的情感，這種大腦機能是來自於有女性荷爾蒙之稱的雌激素（estrogen），以及有母性荷爾蒙的催產素（oxytocin）。隨著年齡增長，這些荷爾蒙的分泌也會減少，因此原先著重於放在他人身上的情感，也會轉而集中在自己身上。說不定正是因為這樣的大腦變化，造成原本在年輕時全心奉獻給家庭，專心扮演好太太與媽媽角色的女性，在中年時突然提出要和丈夫離婚，或是要求子女必須自立自強。無論是不善表達自身情感而顯得對他人漠不關心的男人，或是對自己與他人之間的感情十分敏感的女人，其實都只是因為大腦結構的差異而已。就像雖然彼此面貌不同，但是仍然可以相愛一樣，若是我們可以承認並尊重彼此的差異，那麼社會是否會變得更加和諧美好呢？

最後，為了那些木訥的男性朋友著想，在此奉上一個讓你能夠獲得女性青睞的訣竅。假設妻子或女朋友急急忙忙地打電話來，說她出了交通事故，這個時候你應該怎麼做呢？我想大部分的男性朋友都會認真地扮演軍師角色，告訴她：「打電話給保險公司」或「不要隨便移動車子」。但是，此時妻子或女朋友最想聽到的並不是這種建議和忠告，而是一句帶著溫暖與擔心的「妳有沒有哪裡受傷」。

猴子也是三個臭皮匠
勝過一個諸葛亮

　　若是請老一輩的人試著想像一下科學家的模樣，他們的腦海中應該會浮現一個戴著厚重眼睛、頭髮亂七八糟的人，身上穿著沾滿污點和油漬的白色實驗服，在陰暗的實驗室裡獨自努力地工作。

　　過去的一個世紀，在諸位傑出科學家們的熱情之下，於人類歷史上留下了許多偉大足跡。但是，在進入 21 世紀後，社會和科學技術變得更加多元化與複雜化。世界正在朝著融合的時代發展，想要單憑一個人的力量創造豐功偉業，這樣的機會逐漸地減少當中。換句話說，讓各種不同背景和專業的人聚在一起，齊心協力創造出前所未有的嶄新事物，並將其成就貢獻給人類，這樣的情況已經變成當今的主流。

集結眾人智慧，創造出全新知識的集體智慧（collective intelligence）已經出現，這是一種創新的合作機制，或者可以說是合作模式的革新。集體智慧的概念最早是在 1990 年代，由原先是哈佛大學昆蟲學家的威廉・莫頓・惠勒（William Morton Wheeler）所提出，概念的靈感來自於觀察螞蟻的群體生活。單單一隻螞蟻雖然只是極其微弱的存在，但是當一群螞蟻聚在一起時，即可展現驚人的能力，甚至數噸重的東西也能夠被牠們抬起來。就像我們現在所生存的21世紀一般，在這個多元又複雜的世界裡，比起少數專家的個別才華，結合多樣化與獨立性兼具的眾人智慧，確實更有機會獲得好的成果。

以我們切身相關的例子來看，其中之一就是網路百科全書「維基百科」（Wikipedia），根據各種主題，全世界任何一個人都可以透過網路連結修改其內容，將自己的知識加入該系統。這樣的百科全書對讀者而言十分便利，因為若是只有一名專業人士，絕對無法提供像這樣浩翰如海的各種專業知識。在韓國也有名為「知識 iN」的類似系統，同樣提供了利用集體智慧來進行知識交流的服務。

為了得到成效優異的集體智慧，必須得要有良好的分工，而其

中最重要的條件就是「溝通」。若是能夠讀懂工作夥伴的心思，在合作上就可以達到極佳效率，然而這並不是件簡單的事。最近美國杜克大學米格爾‧尼可利斯（Miguel Nicolelis）的研究團隊，已經開發出可以解決這種問題的技術。該研究團隊將三隻猴子的大腦連結在一起，使其能夠共同操控虛擬手臂的運作，他們將這個成果發表在《科學報告》（*Scientific Reports*）雜誌上，並且將這種把大腦訊號連接起來的技術命名為「Brainet」。

該研究團隊將讀取大腦訊號的設備置入三隻猴子的腦袋中，讓猴子可以透過意志控制虛擬手臂。不過，每隻猴子只能讓虛擬手臂往東西南北，或是上下左右移動，也就是二次元的運動。唯有三隻猴子相互合作，才能成功控制虛擬手臂抓住三次元空間的物體，研究人員使用特別製造的裝置來進行這個實驗。一開始因為抓住物品的動作太困難，所以猴子們呈現自暴自棄的狀態，甚至還會把抓住物品的工作推卸給別隻猴子。但是在經過 7 週左右的訓練後，猴子們已經能齊心協力地移動虛擬手臂，成功抓住目標位置上的物品。就算只是三隻猴子，只要團結一心，看似不可能的任務也能夠完美勝任。

像這樣的大腦研究，在我們的社會中也經常可見。就我自己身

邊的情況來看，在我任教的大學裡也有類似的案例。當我讓學生們做團體報告時，有的學生一看到報告題目就打退堂鼓，什麼都不願意做，一心只想依賴其他成員，待在組裡混水摸魚。但因為是團體報告，無論付出多寡，每個成員都會得到相同的學分，所以若是想要獲得更好的分數，除了積極合作之外別無他法，於是最後全員開始團結起來。到了學期末，大家已逐漸融為一體，並且完成了出色的報告。

上一代的父母大多只希望自己的子女可以功成名就，學生們也只是汲汲營營於提升自己的成績，身邊的同儕不過是競爭對手罷了。過去的社會風氣確實如此，但我們下一代所生活的世界已經改變，他們的世界充滿了許多單憑一己之力無法完成的事。因此，身邊的同儕不再是競爭對手，而是合作夥伴，我們該是時候轉換思維，重新思考今後如何讓大家一起往前邁進。我腦中有個荒誕不羈的想法，或許未來在大學入學考試時，可以在所有考生的頭上裝置測量大腦訊號的儀器，讓大家一起解答學校所給的考題。今後是否會出現足智多謀的高人，替我將這樣的想法付諸實行呢？

香氣腦科學
教你如何利用「香氣」刺激大腦，揭開情緒、學習、人際關係與病痛的 60 個腦內祕密

味道是
記憶倉庫的鑰匙

　　由於我的外號叫做「香氣博士」，那麼，就讓我來聊一聊關於香氣的話題吧。若是想要了解香氣的科學，首先要認識我們的感覺器官。

　　我們感覺器官之一的眼睛可以感受光的能量，耳朵則是可以收集音波的能量。然後，位於眼睛和耳朵上的神經細胞，再將其能量轉換為電子訊號傳達給大腦，大腦在接收訊號後進行分析，於是我們才能分辨看到的東西長什麼模樣，聽到的又是什麼樣的聲音。

　　那麼我們的鼻子究竟要感知什麼東西呢？其實鼻子之所以能聞到味道，是因為感受到人體身上散發出的化學物質，鼻腔中的神經細胞再將它轉換為電子訊號，接著傳達給大腦，讓大腦辨識那

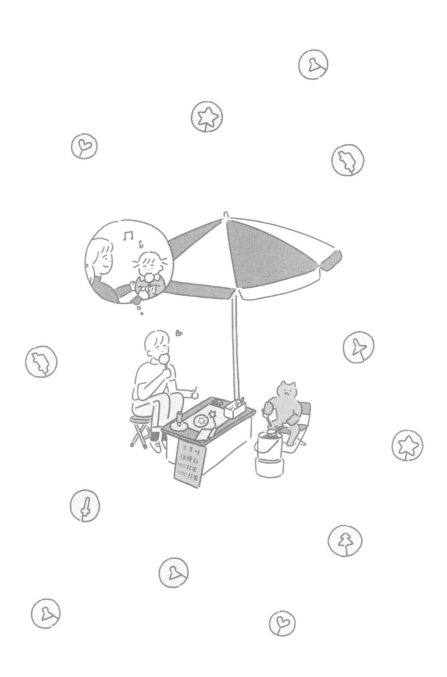

香氣腦科學
教你如何利用「香氣」刺激大腦，揭開情緒、學習、人際關係與病痛的 60 個腦內祕密

是什麼樣的味道。因此，負責感知香氣的感覺器官也被稱為「化學感知器官」，也就是感知化學物質的感覺器官，而位於鼻腔內部的化學感知器官又稱為「嗅覺器官」。

我們之所以能感受到味道，也是因為感知到食物中的化學物質，這種知覺我們又稱之為「味覺」，也是化學感知器官之一。對於眼睛和耳朵不夠發達的低等動物而言，化學感知器官是生存於這個世界上最重要的武器。就連單細胞動物阿米巴（amoeba）也是用化學感知器官來感受周邊環境，藉此攝取食物並且減少外在的危害。

1998年美國約翰霍普金斯大學醫學院的蓋布瑞‧羅奈特（Gabriele Ronnett）教授與索羅門‧史奈德（Solomon Snyder）教授的研究團隊，發表了一篇非常有趣的論文，內容提及精子為了受精前往尋找卵子時，並不是瞪大眼睛游向卵子的方向，而是像我們鼻腔內的神經細胞一般，是卵子為了呼喚精子受精而釋放了化學物質。由此可見，化學感知與人類的生存有著密不可分的關係。

實際上，眼睛或耳朵的神經細胞，會將感知到的資訊以訊號傳送給大腦內負責分析的高階腦部；而鼻腔內的神經細胞，則是發

送訊號到我們大腦中有爬蟲類腦之稱的邊緣系統。邊緣系統是我們腦中主宰感情和記憶的部位，因此只要聞到某種香氣，我們不僅僅是單純地聞到氣味，連同相關的回憶與當時的情感都會一起浮現在腦海中。

最能表達這種現象的文學作品，是馬塞爾‧普魯斯特（Marcel Proust）的小說《追憶似水年華》。這部小說在一開始的章節中，細膩地描寫了主角吃下浸入熱茶裡的瑪德蓮蛋糕後，心中湧起莫名的喜悅之情，然後具體地回想起兒時記憶。因此，這樣的心理學現象又稱為「普魯斯特現象」（Proust phenomenon），換句話說，透過香氣或味道可以喚醒深埋在心中的記憶與情感。

2015 年我收到了《達文西筆記》節目的委託，希望我在節目中做一個可以呈現出「普魯斯特現象」的實驗。在構思實驗架構時，我開始思考對韓國人而言，是否有像紅茶與瑪德蓮蛋糕之於法國人那樣充滿回憶的食物，然後腦中忽然浮現了童年時期經常吃的椪糖和爆米餅。

實驗是以成長時期經常吃椪糖或爆米餅的 50 到 59 歲男女為對象，首先製作了一段以 1960 ～ 1970 年代日常生活為主的影片，

接著讓他們觀看。一開始先讓他們在沒有香氣的情況下看整段影片，第二次則是在出現椪糖或爆米餅的畫面時，於他們周圍釋放出椪糖或爆米餅的香味。在影片觀賞結束後，請受試者回想童年時期並接受訪問。實驗結果發現，在收看不帶香味的影片時，受試者只留下片段式的零碎記憶，相反地，在收看帶有椪糖或爆米餅香味的影片後，他們卻能夠非常具體地記住當時的畫面，而且很自然地開始聊起童年時的其他回憶。

此外，不僅僅只有具體的回憶，在觀賞影片的同時傳來食物香氣，他們的臉上都洋溢著笑容，露出十分幸福的表情。也就是說，椪糖或爆米餅的香氣成為了一把鑰匙，讓他們儲存著幸福回憶的倉庫大門在一瞬間敞開。看著電視播放這段實驗時，我突然想起一部讓韓國國民們又哭又笑的電影《國際市場》。我天馬行空地幻想著，若是在這部電影上映時，在戲院中緩緩地散發出當時市場中的氣味，那麼觀眾們會有什麼樣的反應呢？我想應該會有更多人感到身歷其境，並且更清晰地回憶起那段時光吧。

希望未來的科學精英們可以研發出散發香味的電視或電影院，讓世上所有的人在觀賞電視劇和電影時都能得到更多的感動和幸福。但願這一天早日來臨。

愛情是
眼淚的種子

在電影《北非諜影》的最後一幕，亨弗萊・鮑嘉決定幫助自己深愛的女人逃亡出境，而英格麗・褒曼用水汪汪的大眼睛望著他，噙著淚水向他告別。即使隔著銀幕，也可以從英格麗・褒曼流下的眼淚中感受到離開心愛男子的悲傷，同時她的淚水更讓觀賞這部電影的男人都卸下了心中的防備。

雖然在一般認知上，眼淚最基本的功能是濕潤眼球與去除外部異物，不過它有時也會像上述的例子一樣，成為驅使感情的工具。即使眼淚不會說話，但是隨著情緒流下的淚水當中，卻包含著可以傳達自己內心想法的溝通物質。可能因為我自己是研究刺激大腦化學物質的人，所以不久前在德國舉辦的學會上接觸到的最新研究動向裡，最讓我感興趣的正是關於眼淚發送訊號到腦部的研究。

此次受學會邀請進行主題演講的是日本東京大學的東原和成教授，他將自己十多年來對於眼淚中老廢物質的研究內容整理後進行演說。東原教授在 2010 年首次發現雄鼠的眼淚中能分泌出讓雌鼠產生性興奮的 ESP1 物質，此後他致力於尋找眼淚中能夠誘發大腦反應的其他物質，並且進一步研究其功能為何。

在此次學會中，東原教授所發表的最新成果並不是雄鼠眼淚，而是針對雌鼠眼淚進行的研究。尚未達到性成熟的雌鼠流下的眼淚，可以鎮定雄鼠的性興奮；相反地，性成熟的雌鼠眼淚則無法平息雄鼠的性興奮。也就是說，在動物的世界裡，發育尚未成熟的雌鼠可以透過眼淚傳達訊息給處於發情期的雄鼠，讓牠得以辨識這是一隻發育尚未完全且沒有生殖力的雌鼠，在繁衍後代的意義上具有非常重要的作用。

類似東原教授這樣的研究，後來也出現了應用於人類的例子。2011 年以色列魏茨曼科學研究學院（Weizmann Institute of Science）的諾姆·索貝爾（Noam Sobel）教授，在《科學》（*Science*）期刊上發表了一項研究結果，內容指出女性因悲傷而流下的眼淚，可以讓男性的性興奮鎮定下來，而這項研究成果引起了世人矚目。根據索貝爾教授的研究顯示，女性的眼淚不僅能

降低男性的性興奮，還可以穩定他們的心跳脈搏和呼吸，並且減少男性荷爾蒙分泌。正因如此，觀賞《北非諜影》的男人們也只能在英格麗・褒曼的眼淚中卸下武裝了。

實際上在大部分男女的爭吵當中，女性流下的眼淚對男性來說往往都是致命的一擊。換句話說，女性眼淚中的物質可以瓦解男人的心防。在中世紀曾流傳著一則有趣的傳聞，據說喪偶的遺孀們會隨身攜帶沾著洋蔥汁的手帕，因為手帕上的洋蔥汁會刺激她們的淚腺，讓她們潸然淚下。雖然不知道經由洋蔥汁誘發生理反應的眼淚，與因為悲傷所流下的淚水是否含有相同成分，不過據說遺孀們的淚水，確實有降低周圍男性對她們產生性欲的效果。

至今還無法得知男性流下的眼淚，是否真如東原教授最初研究的雄鼠眼淚一樣，具有吸引女性的性感魅力。不過，若是真的有人可以證明男性的淚水足以打動女性，那麼或許愛情就不是韓國國民歌手羅勳兒所唱的《愛情是眼淚的種子》，而是 70 ～ 80 年代歌手李有真的《愛情從一滴眼淚開始》了。

香氣腦科學
教你如何利用「香氣」刺激大腦，揭開情緒、學習、人際關係與病痛的 60 個腦內祕密

請你
不要孤單

　　之前在報紙上看到一則相當令人惋惜的報導。有一位 50 多歲的女性，她的丈夫在二十多年前已經去世，其後子女們也紛紛離家，因此她患有嚴重的憂鬱症，某次因為在百貨公司裡行竊而遭到警方逮捕。後來進一步了解才知道，原來這位女性是因為長年的孤獨而罹患了憂鬱症，正在精神科接受治療中。換句話說，極度的孤獨會令人陷入憂鬱，甚至可能讓人淪為犯罪者。

　　其實人類本來就是社會性動物，《聖經》裡也說太初之際創造萬物時，人類是從亞當和夏娃兩個人開始的。因此，人們唯有一起分享喜怒哀樂，共同生活下去才是健全的人生。我們一有開心的事就會迫不及待地告訴朋友，一同分享這份幸福；若是發生什麼悲傷的事，也會去找朋友哭訴，希望得到他人的安慰。

對人類而言，孤身一人似乎真的是最辛苦的一件事。也許正因為如此，韓國在收容罪犯的監獄裡，對於犯下重大罪行的犯人也會處以單獨監禁的刑罰。實際上美國監獄收容的重大罪犯，同樣也會被隔離在單人囚室，根據觀察發現，有將近一半的罪犯罹患精神疾病或是有腦損傷的現象。另外，就美國加州某所監獄的統計數據來看，監獄裡發生的自殺案件中，有 70% 來自於單人囚室。也就是說，整個世界只剩下自己一人的孤獨感，痛苦程度可能會讓人失去繼續活下去的信念。

　　還有一個很有趣的發現，就是原來我們腦中的神經細胞也無法獨自存活，唯有藉由突觸不斷與其他神經細胞溝通才得以生存。覺得開心時，就會透過興奮性神經傳導物質一起開心；感到悲傷時，就會利用抑制性傳導物質給予慰藉。看來，就連我們腦中的神經細胞也不喜歡孤單的感覺。根據 2016 年《細胞》（*Cell*）期刊上發表的論文顯示，美國 MIT 凱·泰（Kay Tye）教授的研究團隊，發現了大腦中與孤獨相關的特定部位。研究人員利用實驗鼠進行相關實驗，發現在團體中與大家融洽相處的老鼠，該特定部位並未出現活躍的跡象，而觀察被孤立的老鼠，則可以發現該特定部位變得特別活躍。

香氣腦科學
教你如何利用「香氣」刺激大腦，揭開情緒、學習、人際關係與病痛的 60 個腦內祕密

另外還有一項發現：與從未被孤立過的老鼠相比，曾有過一次以上被孤立經驗的老鼠，會對這種孤立感產生更加敏感的反應。也就是說，在經歷了孤獨感之後，對於下一回突如其來的孤單會產生更加痛苦的感受。或許這種反應對於維持種族的延續是一種極其必要的反應，因為獨立自主同時也意味著暴露在飽受威脅的環境中，所以唯有對這種孤立感有強烈反應，才能讓自己從危險的環境中早日脫身，重新回到夥伴身邊，以確保自身的生命無虞。

　　但是，最近我們的社會氛圍逐漸改變，很多人在不知不覺間做出許多讓深愛之人陷入孤獨的舉動。與其傾聽朋友的話語，更多人選擇戴上耳機沉浸在自己的世界裡；或是鎮日埋頭於手機畫面中，反而忽略了身旁家人的臉龐。也許要像報導中那位無法忍受孤獨而患上憂鬱症的女性一樣，只有等到家人都離開自己身邊，才會懂得那份感情有多珍貴。

　　因此，對於未能遵守承諾讓自己享福的丈夫，還有學業成績總是不如隔壁小明的孩子，即便他們讓您傷透了心，也不妨換個角度想一想，其實他們正是您預防憂鬱症的良方。若是能記住這一點，並且好好珍惜他們，那麼大腦中與孤單相關的特定部位，就不會因為孤寂而活躍起來，幸福快樂的日子也就指日可待。

一目了然的大腦

　　人生在世，總是會與各式各樣的人相遇。有的人與你成為朋友，有的人是學校的前後輩，再者還有職場上的同事。在這張縱橫交錯的人際關係網上，試著請大家描述一下最困難的部分時，得到的答案大多是溝通上的問題，像是「真不曉得那個人到底在想什麼」，或是「真想知道他的腦袋裡究竟裝了什麼」。但話雖如此，與其獨自被送到無人島，我想大家應該還是更願意留在這裡一起生活吧。

　　從這一點來看，我們大腦中的神經細胞與活在社會中的人類十分相似，因為神經細胞也絕對無法獨自生存。神經細胞必須不斷與不同的神經細胞交流，互相傳遞神經傳導物質，透過這樣的溝通過程讓神經細胞內眾多的細胞器官活化，藉此調節細胞內的壓

香氣腦科學
教你如何利用「香氣」刺激大腦，揭開情緒、學習、人際關係與病痛的 60 個腦內祕密

力並繼續存活下去。因此，我們可以說人類大腦的活動，等於是一千億個神經細胞彼此溝通的結果。就像了解某個人的人脈或學歷，就可以掌握其背景或傾向一樣，只要知道大腦內神經細胞之間的連結，就能準確地了解該神經細胞的功能，進一步掌握大腦的活動。換句話說，只要能夠掌握某個人大腦內的神經網絡，就可以明白那個人的內心想法。

將這種概念帶到現代腦部研究中心的，正是目前就職於普林斯頓大學神經科學研究所的韓國籍科學家承現峻（H.Sebastian Seung）教授。2010年他在英國牛津提出了「我是我的連結體（connectome）」概念，並且透過TED演講向大眾解釋這個理論，他認為一個人的完整性是透過神經細胞間的連結與溝通才得以實現。承現峻教授在TED的這場演說相當精彩，同時也得到觀眾熱烈的回應。

他的理論激發了揭開腦內神經細胞間連接的「繪製大腦地圖」研究。其後2013年，美國總統歐巴馬決定投入一億美元的資金運用於「腦科學計畫」（Brain Initiative Project），而承現峻教授在此重大計畫中擔任關鍵性的角色。該計畫的終極目標是通過創新的神經科學技術，製作與腦內神經細胞活動相關的圖譜。

為了深入了解大腦內部的世界，必須開發更多的技術。1906 年共同獲得諾貝爾生理學或醫學獎的卡米洛・高基教授與聖地亞哥・拉蒙・卡哈爾教授，初次實現將神經細胞染色的可能性後，科學家們也開始致力於用染色法觀察神經細胞。由於神經細胞是生物細胞，所以外層有磷脂質的薄膜包覆，而磷脂質薄膜會阻礙光線穿透，為了能夠使用顯微鏡觀察神經細胞，研究人員也會採用將大腦組織做成超薄切片的方式。

　　目前任職於 MIT 的鄭光勳教授，2013 年還在史丹佛大學攻讀研究所時，已經開發出劃時代的實驗方法，並且發表在《自然》（*Nature*）期刊上。用他開發出來的方法，可以將阻礙光線穿透的磷脂質薄膜從大腦中清除，讓大腦變成透明，因此不需要經由傳統組織技術切片的過程，就可以進行腦部組織的探索，也可以說是一種將大腦一覽無遺的技術。這種革命性的技術又叫做「組織透明化技術 CLARITY」，是自從高基教授的「高基染色法」以來最具開創性的神經科學技術，未來在解剖學與繪製大腦地圖方面將會發揮關鍵性的作用。

　　即使現今全世界都面臨著經濟不景氣，美國政府仍然投入天文數字般的預算來推動「腦科學計畫」，其原因正在於它在腦科學

領域有著莫大的潛力。雖然無法預期它是否能在短時間內帶來我們所需的成果，但可以肯定的是，我們對大腦的理解會變得更加深刻和寬廣。透過這些技術，也許可以研究出新技術來醫治目前仍然無藥可治的老人痴呆症，或是開發出與人類極度相似的人工智慧，期待它能把「不可能」變為「可能」。

　　雖然偶爾獨自吃飯也不錯，不過要適時地仿效一下腦中的神經細胞，與他人共享美食、愉快地聊聊天，坦率說出自己內心的想法，將平時累積的壓力好好釋放出來。希望大家都能擁有身心愉悅的生活。

愛情就是
一起凝視著同一個方向

　　小說《小王子》的作者聖修伯里曾說過：「愛情不是彼此凝視，而是一起凝視著同一個方向。」對於年輕的戀人來說，似乎無法馬上對這句話產生共鳴，甚至還有人解釋，這應該是在形容愛情已經冷卻的中年夫婦，因為厭倦了看對方的臉孔，所以只好一同望向前方。雖然不曉得作家聖修伯里是用什麼樣的心情說出這段話，但是讀了近來發表的論文後，讓我開始重新思考，或許聖修伯里說的是關於腦科學方面的事呢。

　　根據 2017 年西班牙巴斯克研究中心亞歷杭德羅・佩雷斯（Alejandro Perez）博士研究團隊發表的論文顯示，若是兩個人隔著屏障交談的話，那麼兩人的腦波節奏就會開始逐漸變得一致。所謂的腦波是指人腦內的神經細胞活動時所產生的大腦訊號，腦

波節奏趨近於一致，即意味著兩人的大腦進行了相似的活動，也就是兩人會有十分相近的想法。首次發現這種現象的研究者，是美國普林斯頓大學的尤里・哈森（Uri Hasson）教授。哈森教授透過大腦影像設備確認講師在授課時腦中活躍的領域，也記錄了正確理解該講師授課內容的聽眾腦部活動情形，他發現，講師與學生的大腦活動領域有許多重疊的地方。

另外，透過該研究也得知一項事實，當講師在敘述故事時，與產生共鳴的聽眾在大腦相同領域的活動程度也會達到一致。換句話說，當聆聽故事的聽眾對於講師所說的內容感同身受時，聽眾與講師的大腦活動會變得極其相似，哈森教授將這種現象命名為「腦神經震盪同步化」。這裡最關鍵的即是對話，也就是聽覺上的刺激，這在講師與聽眾的大腦共鳴上發揮了重要的作用。其實，大腦在集中於某件事情時，會阻斷視覺上的刺激，只利用必要的感覺器官。舉例來說，當人們專心聆聽音樂時，往往會輕輕地閉上眼睛，將所有精神集中在耳朵上。類似的例子還有當一對情侶初次接吻時，通常也會閉上眼睛，將所有的感知都放在嘴唇上。因為在欣賞音樂或接吻這樣重要的瞬間，視覺上的刺激反而會造成不必要的妨礙。

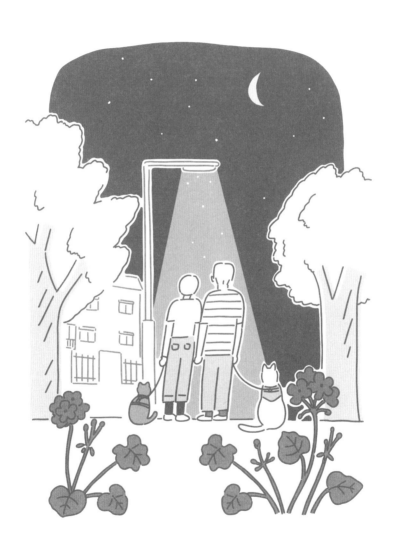

香氣腦科學
教你如何利用「香氣」刺激大腦，揭開情緒、學習、人際關係與病痛的 60 個腦內祕密

人與人之間的對話就像欣賞音樂一樣，當我們將感官集中於聽覺時，就能更加仔細地聆聽對方所說的內容，因此也就更容易讀懂對方的想法。佩雷斯博士的研究團隊也是以隔著屏障的方式來進行研究，因為人們在溝通時若是看不到對方，反而會將精神集中在對方的聲音上。如果要再稍微擴大解釋的話，不管是佩雷斯博士的研究或是哈森教授的研究，其實都意味著當我們藉由對話進行良好的溝通時，彼此的大腦活動會變得越來越相似。而雙方的腦部活動情形越相似，亦表示在分享彼此想法時不會遇到太大的阻礙，最後我們也會變得更加理解對方的想法，然後更進一步站在對方的立場上替他著想。

　　在第四次工業革命中，最重要的關鍵詞是「多重融合與網絡」，很多專家為此提出了各種條件，像是需要「開放的心態」以及與他人「溝通的能力」。然而，好的「溝通能力」終究還是脫離不了仔細傾聽對方想說的內容，並且完整地傳達自己想要訴說的話語。在第四次工業革命的時代，若是想要過著幸福的生活，或許最重要的做法就是別再盯著對方的臉，而是一起凝望著相同方向進行對話。建議各位偶爾也可以和家人並肩坐下，一邊望著美麗的夕陽，一邊談天說地，這樣可以讓彼此的大腦變得越來越相似，也能共同度過一段幸福的時光。

因為慷慨，所以幸福

2006 年夏天《300 壯士：斯巴達的逆襲》在韓國上映，這部電影用了另外一個角度，詮釋發生於斯巴達帝國和波斯帝國間的溫泉關戰役，獲得許多觀眾的喜愛。該片中最受矚目的角色，應屬波斯帝國的帝王薛西斯一世。這個角色與我們印象中的皇帝形象相去甚遠，甚至可以說是有點怪異。另外，他在向斯巴達軍隊招降時，用粗獷低沉的嗓音說出「我很慷慨」的台詞，也成為代表這部電影的流行語。但實際上，電影中的薛西斯一世與他所說的話完全相反，是一個心胸狹隘的人。

一直以來，不管是心理學家、哲學家或是經濟學家等，都對人們為何會做出慷慨舉動有著無比的好奇。就一般而言，人會做出慷慨的行動，不外乎是對親人伸出援手、期待對方給予回報，或

是有助於提高外界對自身的評價等原因。但是在特殊狀況下，人類也經常會毫無理由地做出為他人犧牲的行為，因此，期待對方給予回報的這個解釋，似乎也變得說服力不足，目前研究人員仍然持續在尋找其中更有力的動機。

最近很多研究結果都認為，「幸福」是做出慷慨行為的動機。為他人犧牲奉獻時，內心會留下熾熱而強烈的記憶，讓幸福的感受持續存在，於是在心理機制上會出現慷慨大方的行為。近來德國盧貝克大學心理學系朴昭英教授、美國西北大學神經學系教授索爾斯滕‧卡恩特（Thorsten Kahnt），以及瑞士蘇黎世大學經濟學系教授菲利比‧托布勒（Philippe Tobler）的研究團隊，共同發表了一個令人振奮的研究結果。該研究團隊將參與實驗的人分為兩個群組，分別給予等額的金錢，但是一個群組是將錢花在自己身上；另一個群組則是把錢花在別人身上，然後進行為期 4 週的比較觀察。大部分的人都會認為把錢花在自己身上應該會覺得更幸福，但是就結論來看，與將錢花在自己身上的群組相比，把錢花在他人身上的群組在決策過程中會表現得更為慷慨，而且本人也覺得更加快樂。

透過功能性磁振造影的分析得知，影響我們做出慷慨行為的大

腦部位是在右顳頂交界區（temporoparital junction），將錢花在自己身上的群組與把錢花在別人身上的群組之間，其差異就在於右顳頂交界區和紋狀體（striatum）之間的連結程度。右顳頂交界區主要掌管與同理心和社會認知相關的領域，因此若是該部位受損，道德方面的判斷就會受到嚴重影響。另一方面，紋狀體則是腦內補償系統的重要構成要素之一。根據研究結果來看，做出慷慨決定時，紋狀體的活動與幸福感的多寡有著密切的關聯。這也意味著，紋狀體的活動在慷慨與幸福之間的聯繫上扮演著非常重要的角色。

試著將上述內容整理後可以得知，大腦中存在著關於同理心、社會認知以及道德判斷能力的領域，因此當腦內補償系統誘惑我們做出自私決定時，若是能夠抑制大腦產生的自私動機，那麼我們就可以做出慷慨的決策，並且從中獲得幸福感。

若是想要創造美好的世界，需要人人皆有慷慨之心，因為慷慨可以為每個人帶來幸福感受。但是，我們似乎過於輕忽慷慨與幸福之間的聯繫，以致於在日常生活中採取自私的態度，總是以自我為中心。其實，當我們越是感到疲憊，就越應該關心周遭的人們，請大家盡量向需要幫助的人伸出援手吧。

香氣腦科學
教你如何利用「香氣」刺激大腦，揭開情緒、學習、人際關係與病痛的 60 個腦內祕密

神與我的突觸

　　每個人享受閒暇時光的方法都不一樣，而我最喜歡的方式是參觀美術館。不過，我並不是真的到美術館去參觀，而是利用網路來瀏覽之前一直想看的作品，一邊閱讀畫作的解說內容，一邊細細地品味，度過一段美好的時光。

　　最近又重新看了文藝復興時代的天才畫家米開朗基羅所畫的《創造亞當》，不禁再次陷入感嘆。這幅畫描繪了上帝創造的人類始祖亞當與上帝初次相見的場景，是一幅氣勢雄偉的傑作。不過有趣的是，只要是學過解剖學的人，都會從這幅畫中看到一張人類大腦的解剖圖。把它拿來與腦部的解剖圖互相比較，可以看到負責掌管人類理智的額葉，以及存在於其間的中樞神經，還有提供中樞神經支持和保護的膠質細胞，位於嗅上皮（olfactory

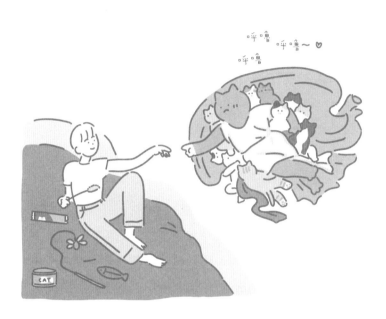

呼嚕 呼嚕～♡
呼嚕

epithelium）的嗅覺神經，以及讓嗅覺神經與中樞神經系統區隔開來的骨骼結構篩板（cribriform plate）等，皆精準地位於相對應的解剖位置上。

米開朗基羅不僅是一位天才畫家，同時也是一位優秀的腦神經解剖學家，根據就在於他所描繪的這張圖中：上帝與亞當的手指若有似無地接觸。原本他可以用手掌交握或是撫摸亞當的頭來描述這個場景，也可以如同《聖經》所載，繪出上帝吹一口氣在亞當的鼻子裡，讓他成為一個有靈魂的活人等畫面，但為什麼他非要畫指尖碰觸的動作呢？

指尖若有似無地接觸，好像想要傳達什麼東西似的場景，不禁讓人聯想到「突觸」。神經元無法獨自存活，必須不斷與其他不同的神經元彼此溝通才能生存下去。而且神經元為了能夠活躍地溝通，才會產生突觸這個特別的構造，白話一點也可以說它是個接頭。兩個神經元藉由突觸，在沒有物理性接觸之下，透過神經傳導物質，也就是所謂的傳遞物，直接將想要表達的心意傳達給對方。若是有高興的事情，就透過興奮性神經傳導物質與對方一起高興；如果是悲傷的事，那麼則藉由抑制性神經傳導物質給予彼此安慰。

我從畫家兼腦神經解剖學家米開朗基羅的作品《創造亞當》之中，聯想到腦內神經元之間的突觸。實際上，最早發現突觸的人是西班牙神經組織學家卡哈爾教授，他在 20 世紀初用顯微鏡觀察了大量的腦組織照片，發現了突觸的存在並且將其公諸於世。卡哈爾教授以這份功勞在 1906 年獲得了諾貝爾獎，同時也是以腦科學家身分獲獎的第一人。

　　不過在沒有顯微鏡的 16 世紀，就能夠將突觸描繪出來的米開朗基羅，是否才是真正該得到諾貝爾獎的偉大腦科學家呢？這次再重新欣賞這幅畫作，並且看了各式各樣的解說後，發現也有不一樣的論點。有人說指尖若有似無地接觸並不是米開朗基羅的原意，而是由於牆壁龜裂導致亞當的手指部分受損，後來是由米開朗基羅的弟子卡內瓦利補上去的。因此，究竟米開朗基羅是一開始就打算畫成即將接觸的感覺，還是手指原先連在一起，後來弟子在修補時才畫成目前這樣，真相如何我們不得而知，所以也很難判定到底誰才是真正該獲得諾貝爾獎的人。或許是我在欣賞名作之時，過度用腦科學家的視角來解釋也不一定。透過這幅畫作，我認為人類也跟神經元一樣具備突觸，也就是我們必須要彼此溝通。請各位讀者多多利用「突觸」，與周遭的人進行溝通，讓我們的大腦也可以度過一段幸福的休憩時光吧！

香氣腦科學
教你如何利用「香氣」刺激大腦，揭開情緒、學習、人際關係與病痛的 60 個腦內祕密

黃湯下肚就很容易
和外國人變親近？

　　最近去餐廳吃飯時，經常看到許多年輕朋友愉快地與外國友人談天，可以從中感受到社會已經邁向全球化的趨勢。回想起我的童年時期，若是在街上看到外國人，首要之務是先溜為快，因為英文程度不好，所以萬一遇到外國人向我問路的話，可能會完全聽不懂他在說什麼。在國中一年級的英文教科書上只學過：「你好嗎？我很好，謝謝！」（How are you? I am fine. Thanks!）這些內容對於日常生活中的會話根本毫無助益。因此，當我在餐廳看到說著一口流利英文，與外國人暢所欲言的年輕學子們，心中真是無比地羨慕。

　　韓國人在與外國人對話時之所以會遇到障礙，最大的理由是缺乏自信心。事實上，有很多韓國人甚至比以英文為母語的人更能

準確地理解英文語法，經常讓外國人感到訝異。只是我們一見到外國人就開始畏縮，在自信心不足的情況下，大腦才無法發揮出原有的實力。

那麼我們應該要怎麼做，才能在外國人面前盡量發揮自己的外語實力呢？最近荷蘭馬斯垂克大學潔西卡・梅斯曼（Jessica Mesman）的研究團隊，在《精神藥理學雜誌》（*Journal of Psychopharmacology*）上發表了一篇論文，根據研究結果顯示，小酌一杯有助於提高外語能力。研究團隊找了 50 位學習荷蘭語不久的德國人做為實驗對象，對他們進行口語、聽力以及寫作方面的評價。接著，再把他們喝了啤酒後的對話內容錄音下來，比較飲酒前後的口說能力。

首先，請受試者針對自己飲酒後的荷蘭語對話進行自我評價，另外也請荷蘭人來評價該對話內容。有趣的是，荷蘭人普遍認為這些德國朋友的荷蘭語實力在飲酒後有大幅的提升，雖然在文法上並沒有特別優異的表現，但是發音卻有長足的進步。然而在自我評價的部分，德國人並沒有覺得自己的荷蘭語實力有所提高。也就是說，喝酒後外語實力增長的情況，只是別人眼裡出現的假象而已。事實上，若是飲酒過度，說話時會開始語無倫次，而且

舌頭還會打結，不過也許正是這個原因，才會讓別人覺得喝醉之人外語似乎說得特別流利。

但是就梅斯曼教授的研究結果來看，她認為飲酒可以緩解人的緊張感，藉此更加自在地使用外語，因此希望大家不要將她的研究成果誇大解釋。其實，我們平時若有什麼難以啟齒的事，也經常會借助酒精的力量來壯膽。最常見的例子就是向他人告白，三杯黃湯下肚之後，心中的緊張感和恐懼就會減緩許多，因此比較容易提起勇氣將平時不敢說的話表達出來。然而，過度飲酒也會使人失去理性，陷入神智薄弱的狀態，甚至帶給他人並非出自本意的傷害，所以對於梅斯曼教授研究成果中「飲酒有助於提升外語能力」的建言，希望大家做為參考就好，不要一味地盲從。

在國外，人們用一罐啤酒就可以和朋友聊上三、四個小時。對他們而言，其實酒只是一種工具而已，主要目的還是想與久違的朋友們一起度過愉快的時光。在有外國朋友的聚會時，可以透過適量飲酒，幫助自己將之前苦練的外語實力好好發揮；若是沒有外國朋友的話，也可以和朋友一起到KTV盡情歡唱國外流行歌曲，說不定隔壁包廂的客人會以為有外國歌手到來，偷偷跑來確認呢！

3 歲的記憶
可以帶到 80 歲

　　近來在幼兒園發生了多起虐待兒童的事件，讓眾人為之氣結，特別是身為父母的人更是憤恨難平。在新聞中看到成人對幼童揮拳相向的畫面，很多人都感到相當震驚，甚至難以接受這樣的事實。當人們在日常生活中經歷了這種超越常識範圍的事件時，身體有可能會出現敏感反應，也會出現難以入睡或是無法集中精神的症狀，也就是所謂的創傷後壓力症候群（Post-TramaticStressDisorder, PTSD）。

　　以實際發生過的例子來看，曾經參與越南戰爭或波斯灣戰爭的美國軍人們，在戰爭結束後返家，有很多人都罹患了創傷後壓力症候群，因為無法適應正常生活而造成很大的社會問題。年紀稍長的人應該都還記得《第一滴血》這部電影，主角藍波是一名從

越南戰場歸來的軍人，由於他無法將戰場上的記憶與現實生活區分，因此無法回歸正常的社會生活，痛苦而無助的模樣讓人留下深刻的印象。像這樣處於極度痛苦中的人，大多會開始依賴酒精和藥物的幫助，久而久之就導致酒精中毒或濫用藥物成癮，最後成為與社會脫節的邊緣人。

就連成熟的大人都難以克服這樣的問題，年幼的孩童就更不用說了。發生在幼兒園的虐童行為令人髮指，而發生在家中的虐童事件更是嚴重的社會問題。根據韓國保健福祉部的調查報告，虐待兒童的加害者當中，每十人就有一人是從事幼教相關工作；另外，在這些虐待兒童的加害者裡，十人當中就有八人已經為人父母。被自己最依賴的人虐待，對這些孩童來說，心裡承受的壓力難以言喻。

有許多研究報告指出，多數人在長期承受過度的壓力或是情緒狀態不穩定時，會造成免疫力下降並導致身體出現異常。也就是說，腦中的壓力會造成身體免疫力下降，讓我們的身體生病。對於身體發育尚未成熟的兒童來說，虐待的經驗是一種難以承受的巨大壓力，不僅會讓他們的情緒狀況不穩，對身體發育也會帶來很大的影響。若是在幼兒時期曾有過反覆的受虐經驗，會在他們

的大腦中留下強烈印象，因此，在這個時期對幼兒持續施虐的話，可能會對他們的未來造成嚴重危害。

在幼兒園生活的孩子，主要是 3 到 6 歲之間的孩童，此時正是人類大腦構造發育最旺盛的時期，影響孩童一生的大腦神經網絡也在這個階段建構完成。在這個時期所接受的各種感官經驗，是奠定往後一生腦部發育的基礎，此時大腦學習和記憶的東西，對我們的人生將有深遠的影響，也就是「3 歲時的記憶會伴隨一生」。在這個時期，我們應該讓孩童擁有安穩和美好的經驗，若是經歷過像虐待等負面的事件，將會在他們的腦海中留下終生難以克服的傷疤。小時候與父母親密接觸而產生的滿足感不僅可以讓人減輕壓力，也會讓負責掌控情緒和道德感的額葉變得更加發達。實際上也有很多研究成果顯示，大多數造成社會問題的兇殺犯與性侵犯，他們在幼兒時期都未能與父母營造出一段穩定的關係。

請父母們今天也一定要好好地擁抱自己的子女，每個溫暖的擁抱都會在孩子們的大腦中留下幸福記憶，並且促進他們的腦部健全發展，成為內心柔和之人，進而讓我們的社會變成一個更加溫暖的世界。

香氣腦科學
教你如何利用「香氣」刺激大腦，揭開情緒、學習、人際關係與病痛的 60 個腦內祕密

免費擁抱
與腦科學

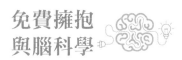

　　每到歲末年終之際，紅色救世軍*² 的慈善鍋與穿著制服的大叔就會出現在街頭向大家搖鈴募款，他們的出現總是讓原本只顧著趕路的我們停下腳步，發揮自己的愛心。「雖然自己現在也過得很辛苦，但為了讓生活艱辛的人能夠露出笑容，我也盡一份力吧。」我們懷著這樣的心情將捐款放入鍋中，這麼一來，腦中的補償迴路就會啟動，讓人臉上洋溢幸福的微笑。

　　進入 21 世紀後，韓國的年末出現了一道嶄新的風景，街道上開始可以看到身上掛著「Free Hug」的人。想要獲得擁抱者可以上前擁抱對方，並且在獲得安慰後以捐款來表達感謝。免費擁抱運動

---

*2 以基督教為信仰基礎的慈善公益組織，總部位於英國倫敦。

是由傑森‧杭特（Jason Hunter）在 2001 年開始提倡的活動，他認為高度社會化讓人們的生活變得忙碌，也讓現代人的心靈荒蕪一片，因此，他希望透過溫暖的擁抱治癒大家，幫助人們重新找回幸福。當我們感到心力交瘁時，會產生一種想要依靠他人的念頭，而這樣的欲望可以透過人類社會行為之一的身體接觸獲得滿足，讓人重新得到歸屬感，進一步獲得心靈上的安定，可以說是一種人類本能的表露。

事實上不只人類，就連靈長類動物也會透過這種社會接觸（social touch）來加深彼此的關係。大家應該都在《動物王國》的節目中看過黑猩猩幫對方梳理毛髮的樣子，這種行為又稱之為「理毛」（grooming），不但有維持清潔的作用，還能保持心理安定，對於提高親密感來說是非常重要的行為。根據彼此身體接觸的多寡，可以決定建立親密情感聯繫的程度。其實人類的狀況也是如此，越是親近的人，肢體上的接觸也會越頻繁。

那麼，人類會根據彼此的親密程度，決定對方觸碰自己身體的範圍嗎？ 2014 年芬蘭土庫大學心理學系洛里‧努蒙馬（Lauri Nummenmaa）教授的研究團隊，在論文中提供了一個明確的答案。他們以 1368 位歐洲人做為受試對象進行研究，結果顯示我們確實

會根據關係的遠近，決定對方觸摸自己身體的許可範圍，並且將可接受的接觸面積進行數值量化的計算。

以結果來看，配偶之間基本上被允許觸碰身體的任何地方，男性允許女性朋友觸摸他的手臂與肩膀，女性則允許男性朋友觸摸她的頭部、手臂與肩膀。對女性而言，父親和姊妹的觸摸範圍和男性朋友的模式差不多，不過不同的地方是，女性另外還允許父親和姊妹觸摸自己的臉。相反地，對男性來說，母親的情況與女性朋友的模式相似，他們允許母親觸摸自己的頭部、手臂、肩膀以及背部。那麼如果對方是陌生人的話，能夠允許對方觸摸自己的身體到何種程度呢？男性允許陌生女性觸摸自己的手，而女性對於陌生男性則是僅同意觸摸自己的手，胸部、腹部以及臀部是絕對不允許的部位。也就是說，除了握手之外，人們對於陌生人碰觸自己身體的任何部位都會感到不快。

若是好好地善用努蒙馬教授研究團隊的成果，就可以明確地定義出在社會生活中應該遵守的身體接觸範圍。舉例來說，若是男性朋友想向自己的朋友表達親近之意，可以抓一下對方的手臂，或是以勾肩搭背的方式來示好。不過，若是摸對方的頭或臀部的話，則會使對方感到不舒服。另外，父親不管再怎麼疼愛自己的

子女，若是拍打他們的屁股，孩子們還是會覺得不高興。那麼，在街頭提供免費擁抱的人，究竟會讓需要擁抱的人獲得什麼樣的親密感受呢？根據該研究指出，當你被提供免費擁抱的人抱在胸前時，當下的感受相當接近母親和子女之間的親密程度。或許當我們難過時，母親的懷抱仍舊是我們最想念的避風港。

我看見
杜鵑花的香氣

　　在我所居住的大邱，春天十分短暫。而春天過後，炎熱的夏季即將到來，因為有如非洲一般酷熱，因此大邱又有「大非洲」之稱。我們在寒冬中飽受霧霾和沙塵暴所苦，因此春季那短暫的幾天，是難得可以賞花和享受春陽的珍貴時光。每到百花盛開的春天，我的腦海中就會浮現一首詩：「該離去的時候，它心裡有數，翩然而去的背影多麼地美麗。」這幾句詩為《落花》的開頭，來自詩人李秉岐的作品。其中我最喜歡「落花繽紛」這樣的描述，雖然花香不甚濃郁，但是在散發清香的同時，如雪花般飄落的花瓣，就像春天的眼淚一樣令人感到不捨。

　　各位是否曾有在聞到紛飛而來的花朵香氣時，忽然看見花朵顏色的神奇經驗呢？雖然例子相當罕見，不過實際上真的有人在聞

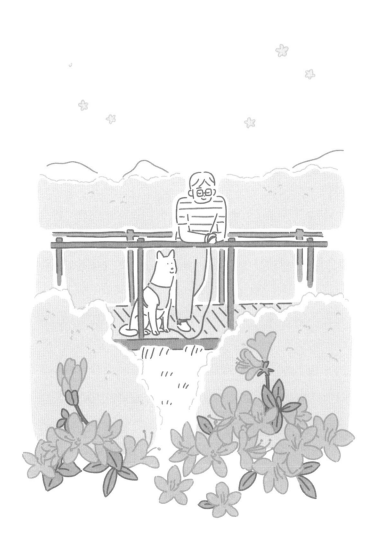

香氣腦科學
教你如何利用「香氣」刺激大腦，揭開情緒、學習、人際關係與病痛的 60 個腦內祕密

到香味的同時就能看到花朵的顏色。此外，也有人是一聽到聲音就可以感受到色彩，我們把這種現象稱之為「聯覺」，又名「共感覺」（synesthesia）。聯覺是指兩種感覺自動相伴而生的一種現象，也就是說，並非只是用眼睛去看色彩，或是用耳朵去聽聲音，而是用耳朵在聽音樂時，就能夠看到某種顏色的現象。

這種特殊的現象也曾在連續劇中出現過。韓國電視劇《大長今》裡長今的師父韓尚宮曾經對她說：「妳有將味道描繪出來的才能。」意即長今從舌尖感知到的食物滋味，在她的腦海中並不是經由味覺，而是透過視覺來處理的。除了這樣的特殊例子之外，一般人在日常生活中其實也會有類似的經歷。舉例來說，在盛夏時節，走進一家牆壁漆成紅色的咖啡館時會讓人覺得燥熱，但是相對的，當你走進一家牆壁漆成藍色的咖啡館時，則會感覺十分涼爽。這是我們在說明視覺和觸覺發生聯覺時經常會舉的例子。聯覺現象很難藉由科學方式證明，所以這方面的研究並不活躍。然而，很多科學家也對聯覺提出解釋，他們認為擁有聯覺的人與沒有的人相比，神經元之間出現異常的連結，因此會產生強烈互動或干擾，造成聯覺的現象。換句話說，大腦中的特定區域之間若是產生高度的連結，那麼這個人出現聯覺的可能性就會很高。

為了用不同的角度來解釋聯覺現象，近來荷蘭馬克斯・普朗克研究所的賽門・費雪（Simon Fischer）博士研究團隊從遺傳學的觀點切入，並將他們透過研究獲得的有趣成果發表在《美國國家科學院院刊》（*PNAS*）上。費雪博士的研究團隊以三個頻繁發生聯覺現象的家族做為研究對象，測得並記錄了家庭成員的遺傳因子，通過數據分析，研究人員們發現 37 個能夠預測家族成員是否擁有聯覺的基因。在這些基因中，有 6 個帶有特殊的變異，而這些變異又與神經之間的連接有高度關連性。特別是這些變異皆存在於正在發育的兒童大腦中，從聽覺和視覺皮層中都可以找到它們的存在。也就是說，他們已經在視覺和聽覺之間找出誘發聯覺的線索了。雖然關於聯覺現象與大腦神經連結在發育過程中產生變異的相關性，目前仍需要完成大量的研究工作才能證實，不過至少透過這次的研究成果可以得知，大腦神經之間正常的溝通對於腦部活動有多麼重要。而或許這種現象就如同我們所生活的世界，因為人與人之間也是一樣，若缺乏良好的溝通，很容易就會彼此誤會，甚至引發爭執。

我所居住的大邱每年 5 月都會舉行大邱琵瑟山杜鵑文化節，如果有機會的話，希望各位讀者也能夠來大邱玩，在享受登山樂趣的同時，還可以欣賞美麗的杜鵑花。當您閉上眼睛聞著杜鵑花香

時，若是能在腦海中勾勒出某種色彩，那麼各位說不定也和現代抽象美術的先驅瓦西里・康丁斯基（Wassily Kandinsky）一樣，都是擁有聯覺的天才藝術家呢。

因為有光

　　《聖經》創世紀裡神說：「要有光」。我們經常用光來代表意志，尤其是在描述自己從茫然或束縛等象徵黑暗的負面狀態中掙脫出來時，因此，許多學者們也會用光來比喻真理，以激勵大家要努力擺脫困境走向光明。從社會角度來看，我們經常用清晨的第一道曙光或照亮黑暗的燭火等說法，來比喻人們打破不義和壓迫的堅強意志。不過，也有學者認為《聖經》中所說的「要有光」，指的並不是我們所想像的光芒，而是「宇宙大爆炸」的隱喻性表現，與我們所認為的光是全然不同的概念。有趣的是，首先提出「宇宙大爆炸」理論的比利時天文學家喬治·勒梅特（Georges Lematre）本身也是一位天主教神父。

　　站在腦科學家的立場上來看，我認為最重要的是感知光的感覺

器官，因為即使有光，若是缺少感知器官，我們依然看不見光。人類透過眼睛來感知光，準確地說，我們藉由眼睛裡的視網膜來感知光線的存在。若是把眼睛比喻成照相機的話，那麼視網膜就是底片。不管這台照相機有多麼昂貴，如果沒有將底片放進去的話，就不會出現任何照片。因此若是沒有視網膜，無論眼裡映入多麼美麗的景色，我們除了什麼都看不到之外，更別說在腦海中留下任何記憶了。視網膜是在腦部發育過程中，中樞神經系統突出而形成的神經組織。因此，存在於視網膜的神經細胞就像中樞神經系統中的神經細胞一樣，一旦遭到破壞就無法再生。另外，視網膜的中央區域有一處叫做黃斑部位，若是罹患黃斑部病變導致神經細胞遭到破壞，或是其他像青光眼這種會導致視網膜神經破裂的視覺疾病，基於同樣的原因，一旦發病就無法完全恢復視力。

視網膜內感知光線的神經細胞有兩種，分別是視桿細胞及視錐細胞。讓我們可以區分明亮或黑暗的是視桿細胞，而讓我們可以分辨顏色的則是視錐細胞。視桿細胞對光線有著高度的敏感性，就算只是微量的光它也能夠有所感知，因此很多研究人員都很好奇，究竟人類的視桿細胞可以感知到多麼微弱的光呢？託量子物理學日新月異發展之福，我們認識了一種名為「光子」（photon）的能量，此後研究人員進一步研究出人類視覺所能感知到最小的

光線單位為一個光子。

　　最近美國洛克斐勒大學的阿里帕夏・菲澤瑞（Alipasha Vaziri）教授研究團隊在成果中表明：「人類的視力極限是一個光子」。他們將受試者置於光線完全阻隔的地方，然後透過光學系統往受試者的眼睛發射訊號，其中包括帶有一個光子的訊號，而另一個訊號則是完全空白，接著再詢問他們是否真的看到了光，以及是否確信自己剛才的回答。透過超過三萬次的實驗之後，得到了在統計學上有顯著分別的結果，證明人類可以感知的視力極限是一個光子。這次參與實驗的人在生物學上可能無法感知是否真的有光子，只是透過大腦去感受光子的存在。然而，菲澤瑞教授也對此次實驗結果的意義下了一個註解，他說：「令人感到神奇的是，我們似乎不是真的看到光，而是利用想像的極限去感受光的存在。」在太初有光時，究竟含有多少個光子，以及人們是否能夠看到這道光，至今都還是一個謎團。期待今後的科學家們能像這次的研究一樣，透過量子物理學和腦科學的融合性研究，再做進一步的深入了解。

香氣的共鳴

當兩種感覺在大腦中相遇

聯覺（synesthesia）是指負責人類五感的感覺器官中，只要其中一個感覺器官受到刺激，其他的感覺器官也會受到影響的現象。舉例來說，聽音樂的時候，並不是單純只用耳朵聽，而是感覺到音樂就像色彩一樣，聽音樂的同時腦海中也畫出了一幅水彩畫。因為這樣的現象，很多人把聯覺和創意性或藝術性聯繫在一起。根據澳洲墨爾本大學安妮娜·瑞奇（Anina Rich）教授研究團隊的成果顯示，擁有聯覺的人當中，有 24% 的人從事藝術相關行業，而一般人從事藝術相關工作的比例則是 2% 左右。若考量到這一

點，可以說擁有聯覺的人從事藝術領域的比例相當高。事實上，雖然擁有特殊聯覺能力的人相當稀少，不過一般的普通人也能感受到某種程度的聯覺。舉例來說，在盛夏時節，走進一家牆壁漆成紅色的咖啡館時，會比走進一家牆壁漆成藍色的咖啡館燥熱。

這種經驗就是顏色帶來的視覺訊息影響到體感溫度而產生聯覺的例子。由於用眼睛感受到的視覺訊息只會有單純的藍色和紅色，所以用「冰冷的顏色」或「溫暖的顏色」來形容並不屬於視覺訊息的作用。另外還有一個例子，我們經常會用「尖銳」或「溫柔」來形容一個人的聲音，但是聲音只是一種具有頻率的振動能量，「尖銳」或「溫柔」這種感受是來自於體感的感知，並不是聽覺感知作用的範圍。就像上述的例子，我們在日常生活中偶爾也會經歷某種型態的聯覺，因此，我們只要將聯覺經驗當作是兩種感官之間相互交流，進而引發的一種普遍性體驗即可。

關於人類產生聯覺的理由，至今還存在著許多爭議。很多腦科學家們將研究重點聚焦在大腦處理訊息的過程中出現的混亂，雖然產生混淆的原因目前有多種假設，不過大致上分為兩派：其中一方的學說認為，大腦在發育過程中形成處理感覺訊息的迴路，

此時出現了異常而導致聯覺；另一方則認為每個人剛出生時，大腦中各種感官之間的訊息處理迴路其實都會交錯相連，大腦發育成熟之後，這些訊息處理迴路也會跟著成熟而分別獨立，但是因為各種原因，導致某些人的訊息處理迴路未在成長的過程中分開，所以他們才會繼續保有聯覺。以臨床上實際經歷過聯覺的人來看，大多都有服用藥物、外傷或是癲癇等經驗，另外，在非先天性失去視力或聽力的人身上，也可以找到相同的例子。因此，科學家們更偏重於大腦處理訊息的過程中出現混亂的學說。大部分的腦科學家都認同造成聯覺的原因與視丘（thalamus）有關，透過眼睛、耳朵、鼻子、舌頭等感覺器官接收到的各種資訊，都會經過視丘再傳送到大腦皮質，因此視丘有時被稱為腦的中樞。視丘若是出現神經迴路混亂的情況，那麼感覺器官和感覺資訊就無法形成一對一的相互反應，原先應由其中一個感覺器官處理的感覺資訊，卻引發其他感覺器官功能發生混亂，也就是所謂的聯覺現象。

聯覺除了有豐富感覺經驗的正向功能之外，伴隨著聯覺一起傳遞的訊息，往往會給對方留下深刻的記憶，因此，聯覺在我們的生活中也被大量地運用。如同前面所提的內容，在行銷上可以利

用符合季節的顏色來改變消費者感受的溫度。另外，利用聯覺最具代表性的例子，就是音樂錄影帶或電影的音響效果技術。畫面中一對才交往不久的情侶正小心翼翼地並肩同行，此時搭配音階不是太高且帶有斷奏（staccato）的音樂，會讓觀眾也有一種躡手躡腳跟在他們後面的感覺。此外，當黑手黨老大正在向自己的手下傳達暗殺指令時，利用充滿低音的配樂，會讓觀眾與他的手下產生同感，以沉重的心情接受這個不容拒絕的任務。

我們周圍有許多運用與嗅覺相關的聯覺實例。2012 年東京都立大學池井寧博士的研究團隊，在《虛擬系統與多媒體國際會議》（*International Conference on Virtual Systems and Multimedia*）上發表了他們的研究成果，透過包括刺激嗅覺在內的五感刺激，開發出可以運用在旅遊行銷的虛擬旅行系統。這種虛擬旅行可以在足不出戶的情況下，提供各個場所的實地體驗。另外，根據 2016 年韓國成均館大學金素貞博士研究團隊在《韓國 HCI 會報》（*Proceedings of Human-Computer-Interface Korea*）上發表的研究結果來看，在播放廣告的同時，若是能夠傳達香味給觀眾，人們會更容易感受到快樂或興奮的心情。最近在韓國 4DX 的電影院中，電影放映途

中還會散發出香味，讓觀眾產生與嗅覺相關的聯覺。請試著想像一下在看電影時產生與嗅覺相關的聯覺：當主角在喝咖啡的場景出現時，身邊開始散發出咖啡香氣，讓觀眾不禁產生一種錯覺，彷彿自己和主角身處同一間咖啡館似的。若是再加上音響效果，就可以提供給觀眾更加不同的聯覺體驗。如果電影中出現兩個場景，一個是週末早晨，主角帶著孩子一起在流淌著輕快音樂的鄰近麵包店喝咖啡；另一個則是某個失戀的人，坐在一家位於巷弄深處的小咖啡館裡喝咖啡，店裡播放著悲傷的離別歌曲。即使兩個場景出現時，電影院內都散發出同樣的咖啡香氣，但是前者的觀眾會感受到輕柔的香味，而後者則是會體驗到沉重苦澀的氣息。同樣的例子也可以應用在書本或物品上，利用觸感和香氣，刺激將體感和嗅覺聯繫起來的聯覺體驗。若是根據書的內容來添加香氣的話，那麼讀者在閱讀時，想必就可以更加理解作者的用意。

今後當擴增實境或虛擬實境變得更加普遍化時，我認為利用聯覺現象設計的產品或服務也會變得更加豐富。不過，由於大腦使用過度，也有可能會出現至今未曾出現過的腦部疾病或障礙等副作用，這點是我最擔心的問題。腦科學家們應該要更加關心這方

香氣腦科學
教你如何利用「香氣」刺激大腦，揭開情緒、學習、人際關係與病痛的 60 個腦內祕密

面，並且加強對聯覺的基礎研究，而開發者也不可輕忽消費者在體驗聯覺時產生的副作用，應致力消弭這些問題。雖然對此還有很多擔憂，但若是不過度地使用聯覺，它確實可以讓我們的感受變得更加豐富，即便是做相同的事，也可以得到加倍幸福的感受。期待今後的研究人員可以開發出優異的學習工具，幫助幼童發揮出更好的藝術創造力。

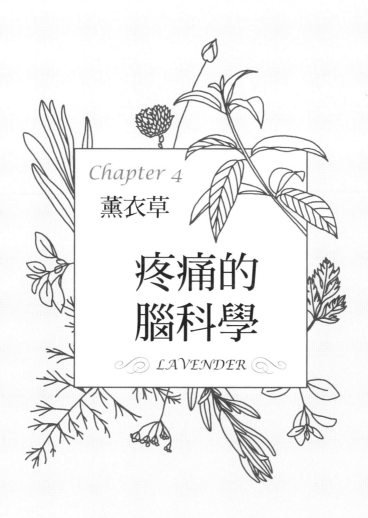

Chapter 4

薫衣草

疼痛的
腦科學

LAVENDER

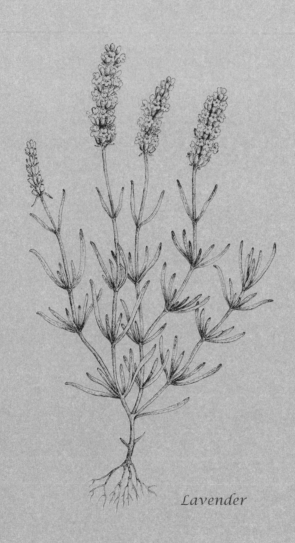

Lavender

憂鬱的
星期天

一般而言，人們在度過一段長假之後，假期的最後一天總是會變得特別憂鬱。就算不是放長假，對於上班族來說，隔天就要上班的星期天晚上也會變得鬱鬱寡歡，所以這次我想來聊一聊關於「憂鬱星期天」的話題。

1933 年，匈牙利某位鋼琴家兼作曲家在失戀的悲傷中譜寫了一首歌曲，但是管絃樂團的某位成員卻在演奏這首歌曲的途中自殺，此後，在匈牙利當地因為聽了這首歌而自殺的人數不斷增加，最後造成 180 多人因為這首歌而喪命。對此，匈牙利政府決定將這首歌列為禁曲，並將原版樂譜燒成灰燼。這首歌正是以「匈牙利自殺歌」聞名於世的《黑色星期天》（*Gloomy Sunday*）。

這首歌原來的曲名是「Szomorú Vasárnap」，在匈牙利文中的意思是「憂鬱的星期天」。關於這首歌有許多故事流傳下來，例如有人說這首歌曲被下了詛咒，凡是聽過的人都會不自覺地走上自殺之路等謠言，甚至還有一部以這首歌的創作背景為題材拍攝的同名電影。事實果真如此嗎？其實，早在這首《黑色星期天》被創作出來之前，匈牙利就已經是一個以高自殺率聞名的國家了。根據經濟合作暨發展組織（OECD）的統計數據來看，匈牙利的自殺率目前仍高居首位。有人認為匈牙利的高自殺率，是因為當地的天氣缺乏陽光又陰冷多雨，但實際上失業問題與貧富差距才是造成高自殺率的真正主因。

人們在生活問題變得艱難，眼下找不到解決之道時，很容易選擇自殺做為報復社會、解決自身問題的手段。不過，在做出這種極端選擇之前往往會顯露徵兆──罹患憂鬱症。目前在韓國深受憂鬱症之苦的人數不斷增加，特別是20多歲的年輕患者急遽上升，可能是因為面臨大學入學考試、入伍、就業、結婚以及複雜的人際關係等問題，讓他們肩上的負擔日益增加，但未來卻一片茫然不知所從。

從 10 來歲的青春期邁入 20 歲階段的年輕人，在身體與心靈上

都必須面臨最後一道成長關卡。以大腦成長的觀點來看，雖然在精神發育上已經成熟，但是心理仍處於尚未準備好與世界對抗的尷尬期。因此，當各種問題阻擋在自己面前時，他們很難去承受這樣的壓力，為此而罹患憂鬱症的年輕人不在少數。根據最近的調查報告顯示，韓國在 20 到 30 歲之間的年輕人，有高達 38.9% 的人曾經為憂鬱症所苦。

雖然青春期的不安感或憂鬱症可能只是因為壓力而引起的暫時性症狀，不過也有可能是必須接受治療的初期精神疾病，因此專家們警告對此不可輕易忽視。如果察覺自己正處於極度壓力之下的話，務必盡快到精神科接受檢查；倘若因為害怕外界視線而錯過治療的最佳時機，可能一輩子都會因精神方面的疾病而痛苦。

在日常生活中感到輕微壓力時，我們需要學會如何自行消除，而積極的態度正是紓壓的起點。平時要多與朋友或家人聊天，這是一種很好的減壓方法，我們可以透過聊天將自己雜亂無章的心思好好整理一番。此外，聞一聞花朵的香氣也很有幫助，香氣不僅可以放鬆心情，更是一把回憶倉庫的鑰匙，可以喚醒我們腦海中幸福的記憶和感情。

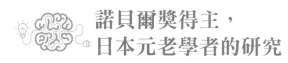

諾貝爾獎得主，
日本元老學者的研究

　　2016 年 10 月 4 日，瑞典卡羅林斯卡學院決定將該年度的諾貝爾生理學或醫學獎，頒發給現任日本東京工業大學名譽教授的大隅良典。此次的諾貝爾獎之所以頒給大隅教授，主要是認可他在過去的 40 多年，持續研究關於清掃細胞內部老舊廢物的「細胞自噬」（autophagy）之功勞，他的研究累積了大量關於克服癌症、糖尿病以及退化性腦部疾病等的基礎科學知識。

　　細胞自噬，「autophagy」是由「自我」（auto）與「吞噬」（phagy）兩個詞結合而成，也就是自己把自己吃掉的意思。之所以會取這麼奇怪的名字，是因為細胞若是陷入難以生存的惡劣環境時，為了能夠繼續存活下去，會把細胞內不需要或退化的蛋白質、細胞器分解掉，從中取得能量與養分藉以度過危機。這個現象看起來

香氣腦科學
教你如何利用「香氣」刺激大腦，揭開情緒、學習、人際關係與病痛的 60 個腦內祕密

就像細胞把自己吃掉一般，所以才會有如此的命名。

　換句話說，細胞自噬是指細胞面對各種環境壓力時的一種適應存活反應。一般細胞陷入惡劣條件時，大致上會有三種反應：因為外部因素，導致細胞在毫無準備的狀況下死亡，這種情況叫做細胞壞死（necrosis）；面臨危險時細胞自殺性死亡則稱為細胞凋亡（apoptosis，發現者獲得 2002 年諾貝爾生理學或醫學獎）；以及此次因獲得諾貝爾獎而受到矚目的細胞自噬反應。舉例來說，當我們被刀子割到造成皮膚受傷，或是身體因為碰撞而產生瘀青時，皆會導致細胞壞死，而細胞一旦壞死，細胞內的物質就會隨之流出，周圍的細胞無法將其回收再利用。

　相反地，若是細胞自殺性死亡的話，它會先將自身內部的物質整理成方便周圍細胞使用的形態，然後才走向死亡。由於各種理由導致細胞無法再恢復原本的狀態時，細胞就會決定自殺，並且進入下一個階段。首先，細胞會將蛋白質分解成小分子的肽（peptide），染色體 DNA 會降解形成大約 200 個核苷酸（nucleotide）的大小，也就是整理成適合讓周圍細胞吸收的形態。萬一細胞轉變為癌細胞並且擴展至全身的話，若能激發癌細胞的細胞凋亡，就有可能達成消弭癌症的目的。細胞凋亡的現象就好比烈士為了拯救全體

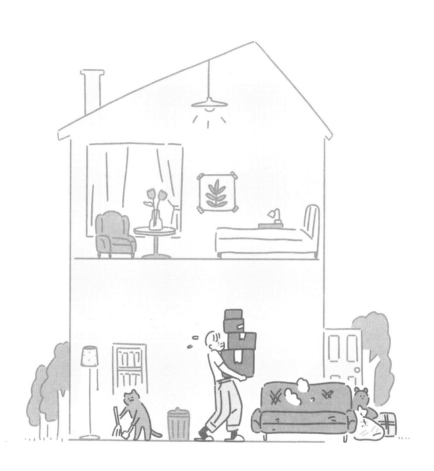

香氣腦科學
教你如何利用「香氣」刺激大腦，揭開情緒、學習、人際關係與病痛的 60 個腦內祕密

同胞而捨身成仁的義舉。

　　但是細胞自噬和細胞凋亡不一樣，它為了生存就連自己的身體也生吞活剝，垂死掙扎的模樣真是慘不忍睹。然而，細胞自噬對於存在大腦中的神經細胞非常重要，因為大腦的神經細胞一旦死亡就無法再生。若是腦內神經細胞過於頻繁地自殺，那麼腦內的神經細胞就會逐漸減少，最後讓人患上痴呆症或各種退化性腦部疾病。

　　其實，大腦神經細胞天生就是一種自私自利的細胞。它跟其他細胞不同，只吸收像是葡萄糖這種高級能量的營養，其餘的東西它則是不屑一顧。若身體出現異常狀況，大部分的氧氣也都會先提供給腦部，可以說是為了生存不擇手段。不過它這麼做也情有可原，因為大腦一旦損壞，全身的機能也會跟著停擺，它的自私讓我們得以活久一點，也讓我們能擺脫痴呆症的威脅，其實也算是好事一件吧？

　　基於上述這些原因，很多研究學者都把細胞自噬當作是今後開發新療法的一把鑰匙，不只是像阿茲海默症或帕金森氏症等難以治療的腦部疾病，甚至就連與腦內神經細胞相關的各種腦部疾病

等，似乎都有撥雲見日的一天。越是了解細胞自噬，就越會對它感到佩服。與人類截然不同，細胞們為了生存下去，任何資源都不會隨意丟棄，反而精打細算地回收再利用，反思我們總是無止盡地浪費大自然恩賜的資源，這樣的反差真是令人驚訝不已。

不過，若是細胞自噬過於活躍，以致細胞喪失正常運作的功能，可能會讓人罹患癌症或退化性腦部疾病等惡性疾患。說不定正如人類不愛惜地球資源，無止盡地消耗能源一樣，兩者將來都會陷入後悔莫及的境地。正巧大隅教授也對環保議題相當關心，希望他的細胞自噬研究，能夠成為大家向細胞學習智慧之道的契機。

為何老是
找我麻煩？

　　各位的身邊有沒有那種毫無意義地模仿你說話，不斷地找人麻煩、用侮辱性言詞攻擊人或是動不動就開黃腔，讓人覺得難以相處的人呢？另外，是否也有那種從一大早開始，不管你說什麼都跟你唱反調，將你一整天的好心情破壞殆盡的人呢？各位以後若是遇到這種人的話，請先別急著發火，希望你可以確認一下對方是否生病了，因為他很有可能罹患異常性的腦部神經疾病。

　　像這樣無意識地模仿對方的言語或行動，或是非出於本意地對人口出穢言等，都是妥瑞症（Tourette Syndrome，抽動綜合症）患者們的一般常見症狀。妥瑞症是一種神經疾病，最初是由法國一位名為喬治・吉爾斯・妥瑞（Georges Gilles de la Tourette）的醫生所發現，因此這個病症以他的名字來命名，稱為「妥瑞症」。妥

瑞症患者一般會出現無意識的行為，或是不受自主控制地發出聲音等，也會伴隨著抽動（tic）症狀，因此又被稱為「抽動綜合症」（tic disorder）。妥瑞症是一種遺傳性神經疾病，通常發生於幼年時期，大部分的患者會隨著成長而大幅減輕症狀，因此只有在少數的成人身上還看得到妥瑞症帶來的嚴重影響。

雖然就目前的研究所知，妥瑞症跟其他神經疾病一樣是一種遺傳性疾病，但是明確的致病機轉尚無定論，仍然處於需要積極開發基本治療方法的階段。目前在妥瑞症的治療上，通常是選擇藥物治療法，藉此緩解症狀並且調節障礙。妥瑞症和其他疾病一樣，因症狀嚴重使得生命受到威脅的情況相對少見，不過該病症會為生活帶來諸多不便，影響患者在社交與學習上的困難。

近來妥瑞症成為神經疾病研究的熱門焦點，學者們為了找出妥瑞症明確的致病原因與根治方法而努力不懈。大邱慶北科學技術院（DGIST）腦與認知科學系金奎亨教授的研究團隊，在《公共科學圖書館：遺傳學》（*PLOS Genetics*）期刊上發表了一篇論文，內容揭示造成妥瑞症的遺傳基因作用，為治療妥瑞症提供了重要線索。他們以妥瑞症患者大腦中膽鹼性神經細胞（cholinergic neural cell）顯著減少的現有研究結果為基礎，進一步確認可以藉

由恢復腦中膽鹼性神經細胞來治療妥瑞症的事實。

　　研究人員首先找到了在分解膽鹼性神經細胞上擔任重要角色的遺傳基因，並且試圖用與抽動綜合症有類似症狀的「秀麗隱桿線蟲」（Caenorhabditis elegans）做為疾病模式生物，對其進行基因治療。令人驚訝的是，它竟然完全恢復了正常。不過由於目前尚處於動物實驗階段，距離開發出完全根治的療法還有很長一段路要走。儘管如此，至少該研究在醫學上提供了一種可能性，告訴我們完全治癒妥瑞症並不是遙不可及的夢想。

　　就像前面所提及的內容，雖然患了妥瑞症的人就如同愛找麻煩的討厭鬼一樣，不過倒不至於是那種會危害性命的神經疾病，事實上社會中也有許多表現傑出的妥瑞症患者。2015 年逝世的英國腦神經科學家，同時也是醫生的奧利佛‧薩克斯（Oliver Sacks）教授，曾經以有趣的方式來描述他本人治療過的神經疾病患者。在他的作品《火星上的人類學家》（*An Anthropologist on Mars*）裡，我們可以看到一位趣味橫生的妥瑞症患者登場。故事描述一名加拿大腫瘤外科醫生雖然患有妥瑞症，但是卻同時擁有高智商和熟練的手術能力，每次都可以俐落地完成難度相當高的外科手術。這位妥瑞症醫生平時總是無法集中精神，讓周圍的人都感到很不

安，可是只要一拿起手術刀，就可以全心投入手術之中，無論是多麼棘手的困難手術，他都可以出色地完成，任誰也看不出他原來是一名妥瑞症患者。

　　現代社會日益複雜，我們為了在這個複雜的社會中生存下去，難免會出現各種毛病，輕則引起壓力性頭痛，重則承受著至今仍無藥可解的新型神經疾病。我想，應該也有很多人是現在才知道有「妥瑞症」這種神經疾病的吧。從今天開始，若是周圍某人的行為與常人有異，請不要不由分說地就把他推得遠遠的，說不定他只是得到某種我們不熟悉的神經疾病，正在經歷一段身心煎熬的時光。請試著先去了解對方是否需要幫助，讓我們多為彼此著想，一起在這個艱難的世界裡活下去。在別人需要協助時，把自己的肩膀借給他依靠；當自己疲累時，也可以心懷感激地倚賴他人。若是能夠這麼做，我們所生活的世界，是否也會變得更加溫暖呢？

香氣腦科學
教你如何利用「香氣」刺激大腦，揭開情緒、學習、人際關係與病痛的 60 個腦內祕密

肥胖也取決於「大腦」

　　每當春天來臨之前，人們就會盡情伸展身體，好好活動一下被冬天凍僵的身子，為迎接春季做好準備。但是，當我們脫下冬裝，拿出春裝站在鏡子前面時，就會像孟克作品《吶喊》中出現的人一樣，突然捧著自己的臉龐尖叫起來。本來以為是因為衣物過於厚重，才讓身軀看起來大了一號，但原來並不是錯覺，那些真的都是我的肥肉！雖然下定決心要減肥，可是不到 5 分鐘就宣告失敗，因為一看到電視裡的炸雞廣告，就會把剛才那個尖叫吶喊的自己忘得一乾二淨，然後手又不聽使喚地伸向桌上的雞腿。之所以會造成這種現象，是由於大腦受到調節體內能量平衡的「瘦素」（leptin）荷爾蒙影響。

　　1994 年首次發現從脂肪細胞中分泌的瘦素，它可以讓包含人

類在內之動物的體重和脂肪維持在一定水準。瘦素這個詞彙中的「瘦」源於希臘語「leptos」，瘦素荷爾蒙按照體內脂肪量的比例分泌，透過血液進入大腦，藉由抑制食欲來調節能量平衡。實際經由動物實驗發現，用操作遺傳基因的方式，讓實驗鼠體內無法自行製造瘦素的話，實驗鼠的體重竟然比一般老鼠重達 4 倍以上，不僅體型龐大，而且牠們的食欲也相當旺盛。本來隨著體內脂肪量增加，進入大腦下視丘的瘦素可提高身體的新陳代謝，促進能量消耗並且抑制食欲，減少飲食攝取量。但是遺傳基因受到控制，導致無法分泌瘦素的實驗鼠，由於無法抑制食欲，所以只能不斷地進食，才會變得比一般老鼠肥胖許多。只要將瘦素注射到實驗鼠體內，馬上就可以將牠們的食欲抑制下來，隨著體內脂肪減少後，體重也逐漸恢復到正常水準。

那麼肥胖的人們體內的瘦素荷爾蒙數值究竟是高還是低呢？也許你會認為肥胖的人食量大、食欲佳，比起一般人而言，他們的瘦素指數應該會比較低吧？因為先前的實驗結果告訴我們，無法自行製造瘦素的老鼠，最終因為控制不了食欲而變成胖嘟嘟的樣子。

不過令人驚訝的是，實際上肥胖的人體內的瘦素數值，反而比標準體重的人還要高出許多。因為瘦素主要由小腸內的脂肪細胞

分泌，所以瘦素與脂肪量的比例兩者是成正比的。

　　那麼照理說，瘦素的增加不是可以抑制食欲，加速新陳代謝，增加熱量消耗，應該讓身材變得苗條才對，怎麼反而會出現相反的結果呢？其實這是因為「瘦素阻抗性」的現象所致。若是體內脂肪減少的話，瘦素的分泌量也會隨之減少，腦部對於像這樣瘦素不足的狀態會迅速做出反應，立刻刺激食欲，讓人增加食物攝取量。反之，若是體內脂肪增加，讓瘦素分泌量持續維持在高度的狀態，那麼大腦對於瘦素的反應就會變得相對遲緩。

　　其實肥胖是由於能量的製造與消耗之間的不協調所造成的，也就是食欲與代謝活動的調節不均，導致讓我們維持在一定體重的腦內調節系統無法正常運作，因而產生的一種疾病。為了治療肥胖症，我們必須找出一種可以讓腦內調節系統恢復正常的方法，也就是要找出連接大腦和脂肪組織之間最重要的環節「瘦素」，特別是能夠降低瘦素阻抗性的方法。若是能夠開發出調節食欲並且增加熱量消耗的藥物，那麼肥胖問題也就可以迎刃而解了吧？為了讓所有人不必再為肥胖問題所苦，但願這樣的藥物能夠早日問世。

即使得了不治之症，
只要打起精神的話……

　　我想應該沒有人不知道元曉大師在取經路上「骷水悟道」的故事吧？深夜裡口渴難耐時，覺得泉水裡的水喝起來甘冽芳甜，但是到了早上才知道，原來水裡有一具白骨，水池旁甚至還有屍骨的血肉。即使是相同的水，得知真相後卻令人感到噁心反胃。這個故事告訴我們，世間萬事都是取決於自己的內心，這次就讓我們來聊聊，究竟我們的意志會帶給身體什麼樣的反應吧。

　　同樣得到流行性感冒，因為咳嗽而夜不成眠，或是因為重感冒而渾身難受時，有的人會開始擔心自己是否身染重病，越是胡思亂想，意志就變得越薄弱，因此久病難癒。但是有的人就算生了病，也絲毫不受影響，同樣按時吃飯服藥，出乎意料的是，這樣的人通常很快就能痊癒，馬上又變回生龍活虎的樣子。

香氣腦科學
教你如何利用「香氣」刺激大腦，揭開情緒、學習、人際關係與病痛的 60 個腦內祕密

這種事情純粹只是偶然嗎？事實上它絕非偶然，而是大腦送給我們的驚人奇蹟。這種由意志來調節身體的現象屬於腦科學研究的範疇之一，最早提出這個理論的，是美國羅徹斯特大學的心理學家羅伯特‧阿德爾（Robert Ader）與免疫學家尼古拉斯‧寇恩（Nicholas Cohen）。他們做了一個實驗，把同時加了人工甜味劑糖精，以及會造成免疫力下降並引發嘔吐的藥物拿給老鼠喝，老鼠每次喝了這個水之後，都會因為嘔吐而痛苦，並且因為免疫力下降所以很容易生病。後來，他們再將沒有放藥物，單純只加了糖精的水拿給老鼠喝時，老鼠竟然還是同樣出現嘔吐和免疫力下降的症狀，最終造成了死亡。

像這樣因為大腦發出訊號而對免疫器官產生影響的研究，後來獨立成為一門新興學科，叫做「心理神經免疫學」（Psycho-neuroimmunology）。也就是說，根據內心的意志，我們可以左右免疫器官的活化或是抑制。心理神經免疫學在治療癌症或後天免疫缺乏症候群（AIDS）患者的過程中，解釋了「自然療法」的現象，因此更加受到外界矚目。舉例來說，後天免疫缺乏症候群在1980年代初期讓世界籠罩於恐慌當中，針對該患者群所做的流行病學調查裡，心理神經免疫學即扮演了相當重要的角色。後天免疫缺

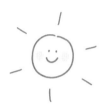

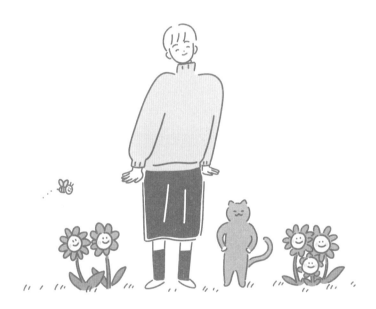

香氣腦科學
教你如何利用「香氣」刺激大腦，揭開情緒、學習、人際關係與病痛的 60 個腦內祕密

乏症候群是指感染人類免疫缺乏病毒（HIV）之後，身體的免疫力和抵抗力都會下降，讓人逐漸走向死亡的一種疾病。剛開始出現這種病時，5年存活率（以特定疾病的患者為對象，從確診後開始進行計算5年後的存活百分比）幾乎等於零。換句話說，一旦罹患上該疾病，患者只能等待死亡的那一天來臨。但是隨著AIDS患者數增加，超過5年存活率的人開始陸陸續續地出現。

對患者這種奇蹟式恢復感到驚訝的醫療團隊開始研究原因為何，於是他們將存活率高的患者與低於存活率的患者進行比較，結果令人十分驚訝。因為他們從克服疾病的患者身上找到了一個共同點，那就是「積極的心態」。換句話說，他們都是一群不向病魔低頭，用正面樂觀的態度堅信自己一定會痊癒的患者，結果最後他們自身的免疫力得到提升，因此克服了就連醫院也放棄治療的疾病。

這種現象也同樣出現在癌症患者身上。如果本人以肯定的心態相信自己可以戰勝癌症，並且積極接受抗癌治療的話，那麼生存率就會比起消極的患者高出許多。另外，這種現象並不只是針對生病的人，就連一般人也適用。當我們壓力過大，而且持續時間過長的時候，免疫力就會下降，讓我們的身體出現疾病。因此，

若是平時就以積極的態度面對生活，各位的大腦一定能夠讓你輕鬆戰勝那些小病小痛。即使是來勢洶洶的可怕疾病，只要我們振作精神，下定決心勇敢面對，我們的大腦就會發射出正向訊號，讓免疫器官獲得戰勝病魔的能量。

諾貝爾獎、寄生蟲和大腦

2015 年 10 月 5 日，瑞典卡羅林斯卡學院將該年度的諾貝爾生理學或醫學獎，頒發給愛爾蘭出身的威廉・坎貝爾（William Campbell）博士、日本的大村智博士以及中國的屠呦呦博士三人。他們分別找到不斷威脅人類生命的寄生蟲和瘧疾之治療方法，為了認可他們的貢獻，這次的諾貝爾獎才決定讓他們共同獲獎。同為藥學家出身的坎貝爾博士和大村智博士，發現了治療寄生蟲的藥物阿維菌素（avermectin）；而屠呦呦博士則是發現了治療瘧疾的特效藥青蒿素（artemisinin）。

至今每年寄生蟲和瘧疾仍然威脅著全世界數億人口的生命，特別是在環境惡劣的中南美洲和非洲更是嚴重。由於這三位學者偉大的發現，現在我們用非常低廉的費用就可以擺脫寄生蟲和瘧疾

的威脅，讓生命得到保障。

過去 30 多年來，韓國得益於醫療保健環境不斷改善，感染寄生蟲的病例已經逐漸消失。然而，近來飼養寵物或是出國旅遊時曾與動物接觸過的人有增加的趨勢，因此感染寄生蟲的病例又再度出現。寄生蟲就如同牠的名字般，是一種必須寄生在他人身上才能生存的生物。一旦進入宿主體內，寄生蟲為了自身的成長，會從宿主身上獲得所需營養，讓宿主因此逐漸變得衰弱，是一種非常惡劣的生物。有的寄生蟲甚至會入侵人類大腦，使得宿主的神經系統遭到控制或破壞。

此外，還有因為電影《鐵線蟲入侵》而聞名的寄生蟲，名字就叫做「鐵線蟲」。牠是一種特殊的寄生蟲，一旦感染後，牠會操縱人類大腦內的神經組織，致使他們失控跳水溺死。寄生蟲之所以會有這樣的自殺行為，主要是因為宿主死後，牠只要透過水這個媒介，就可以輕易找到下一個宿主，也可以說是一種大自然精巧的運作程序。另外類似的例子還有弓形蟲，弓形蟲藉由控制老鼠的腦部，讓老鼠對貓不再感到畏懼，牠如此操縱老鼠的理由，是因為貓是弓形蟲的唯一最終宿主，因此牠必須讓貓能夠輕易地捕捉並吃下老鼠，藉此完成自己的生命週期。

香氣腦科學
教你如何利用「香氣」刺激大腦，揭開情緒、學習、人際關係與病痛的 60 個腦內祕密

值得慶幸的是，目前尚未發現能夠寄生在人類大腦中，並藉此操縱我們的寄生蟲。不過，因為腦部感染寄生蟲，造成腦損傷或生命受威脅的情況仍不在少數。2012 年出版的《韓國醫學史》（*Korean Journal of Medical History*）期刊中曾介紹了一件在 1958 年發生的特殊案例，某位 23 歲的年輕人因為腦部感染肺吸蟲，導致智商退化到國小三年級左右的程度，並且時常因慢性癲癇發作而備受痛苦。當時有效的抗寄生蟲藥物尚未普及，所以手術是唯一的治療方式。

　　當天負責執刀的人是首爾大學醫院神經外科主任沈輔星博士，這場手術也替韓國腦科手術開啟了一個新紀元。起初的手術計畫是為了清除在右側腦部看見的肺吸蟲，但是打開腦袋後才發現，肺吸蟲佔據的範圍已經擴大到其他地方，最後只好將整個右側的腦半球全部摘除，施行了一個規模相當大的手術。幸好手術成功地完成，此後這位年輕人的智商恢復到原來的水準，並且得以回歸正常生活。

　　若豬肉未完全煮熟，因為沒有徹底地殺菌，可能會有蟲卵或幼蟲殘留在肉裡，當人類吃了這樣的肉，腦部就很容易受到寄生蟲感染。感染後寄生蟲會造成腦室或腦脊髓液的堵塞，導致腦內壓

力上升，引發頭痛或嘔吐等症狀。雖然相當罕見，不過也曾出現過堵塞大腦動脈，造成腦梗塞，進而引發麻痺症狀的例子。若是在腦實質部位造成多發性腦梗塞的話，甚至可能會誘發痴呆症；如果發生在脊髓部位，則可能會造成下肢麻痺。為了預防這種可怕的疾病發生，請大家在用餐前務必把手洗乾淨，選用衛生安全的養殖豬肉，在食用時也一定要將豬肉完全煮熟，這樣就可以避免受到病菌感染。

看到與寄生蟲相關的諾貝爾獎消息之後，我突然想起小時候在街上經常看到的江湖郎中，他們總是一邊表演舞槍弄棍或雜耍，一邊喊著「孩子們，走開」，沿街販售那些來路不明的藥品。其實先前提到的那位年輕人，若是他能早點吃到坎貝爾博士和大村智博士開發的驅蟲劑，就不必承受那麼多肉體上的痛苦，也不需要動那麼大的手術，甚至摘除掉半邊大腦。以這個觀點來看，此次的諾貝爾生理學或醫學獎除了認同教授們對促進科學發展的貢獻之外，更多是站在人道立場上，感謝他們發揮對人類的大愛。

香氣腦科學
教你如何利用「香氣」刺激大腦，揭開情緒、學習、人際關係與病痛的 60 個腦內祕密

天籟之聲

2017 年冬天，在首爾舉行了「國家腦研究發展戰略公開論壇」，我受邀出席並且擔任其中「科學演唱會」的演講者，那天的經歷真的讓我感受良多。在演講完畢後，我欣賞了由電影兼電視劇演員孫賢周贊助且親自擔任團長的「福音合唱團」（Evangeli Choir）表演。

這個合唱團從一登場就很特別，光是引導合唱團成員登上舞台就需要很多人力的協助。其實，這個合唱團的成員都是患有發育障礙的青少年，從難以站立的學生到無法與人對視的學生都有，總共 20 多人登上舞台演唱歌曲。雖然他們的音準並不穩定，和聲也不協調，但是大廳的每一個人似乎都不以為意地欣賞著演出。這些孩子們看起來很辛苦，可是卻面露幸福地演唱著歌曲，看到

他們賣力表演的模樣，所有觀眾的眼神都像是見證了奇蹟。

這些學生所罹患的發育障礙，是指精神年齡發育的狀態與生理年齡不符，像是智能遲滯、腦性麻痺、自閉症、雷特氏症以及廣泛性發展障礙等。與後天因素相比，這些發育障礙大多是出生後因為發育遲滯所造成。為何會出現這些令人遺憾的疾病呢？雖然眾說紛紜，但最具代表性的是遺傳因素與大腦結構上的問題。

近來受到工業化影響，因為環境荷爾蒙或重金屬而致病的例子也逐漸增加。此外，常見的還有預防接種的副作用所造成的病例。雖然致病原因五花八門，但是腦部發育不均衡是使症狀惡化的主因，甚至還會引發像是語言障礙或運動障礙等，致使患者在日常生活上產生諸多不便。為了改善這些症狀，已經發展出各式各樣的治療方法，其中最受人矚目的便是音樂治療法。音樂不但是人類歷史上的代表性文化遺產，在艱辛的日常生活中，也給疲憊不堪的人們帶來安慰。

目前研究人員仍然持續地嘗試用音樂治療發育障礙，對於無法正常對話的病患，現今已允許運用音樂來幫助患者在身體及心理方面的治療。由於音樂有助於學習，因此對克服智力障礙也有幫

香氣腦科學
教你如何利用「香氣」刺激大腦，揭開情緒、學習、人際關係與病痛的 60 個腦內祕密

助。最重要的是患者在接觸音樂的愉快過程中，會獲得一種幸福的感受，進而讓他們克服現實困難的意志變得更加堅定。根據鄭孝淑博士 2008 年在《韓國音樂治療學會期刊》（*Korean Journal of Music Therapy*）上發表的論文，顯示發育障礙的兒童在接受音樂治療計畫之後，對於他們社會情緒的學習產生了正向效果，不僅讓他們的學校生活變得更加穩定，在成就動機和好奇心方面也出現了增強的效果。

福音合唱團的學生為了練習一首歌曲，需要耗費 6 個月的時間，與一般學生相比，他們必須付出好幾倍的努力才能完成相同的事。欣賞合唱團表演的人們，對他們的努力產生了共鳴，因此即便他們的表現並不完美，但仍然能夠深深打動我們的心。我把合唱團當天演出的影片儲存在手機裡，在晚上從首爾回大邱的巴士上又把這段影片拿出來看，腦海中突然浮現電影《教會》（*The Mission*）中原住民在主教面前唱歌的畫面。音樂不但可以治療學生們的發育障礙，就連聽他們演唱的我也同時得到了療癒。他們的歌聲可以治癒所有心病，真的是一群唱出天籟之聲的天使。

發展性障礙者, 歌利亞

　　每年的 4 月 20 日是殘疾人日。殘疾人日是韓國的法定紀念日，訂立這個日子的目的主要是為了加深民眾對殘疾人的理解，並且提高殘疾人的康復意願。一般人在日常生活中可以輕易做到的事，對殘疾人而言卻十分不便，就連過個馬路都很不容易。發育障礙也是殘疾的一種，指的是大腦在出生和成長期中發生問題而產生的疾病，它會給患者帶來智力、社會生活以及身體機能損傷等永久性傷害，對於適應正常生活會造成相當大的困難。

　　事實上，殘疾人士不僅要經歷日常生活中的不便，更加辛苦的是要面對周遭人們的偏見。我想應該沒有人不知道「大衛和歌利亞」的故事吧，大部分的人都會以大衛做為榜樣，學習他的勇氣和戰略，在體育或商業的世界裡壓制比自己強大的敵人。然而，

大衛的敵人歌利亞則被視為一個反派角色，故事將他描述成一個把犯規當作家常便飯的殘暴巨人，也被進一步用來形容從事不當交易的無良企業。

不過，就以色列神經外科醫生摩西・費索德（Moshe Feinsod）教授在 1995 年和 1997 年發表的論文來看，他認為歌利亞是罹患腦下垂體腫瘤的殘疾人士，由於腫瘤壓迫到視神經交叉部位，導致他有視野缺損的問題。腦下垂體位於腦底部的中央位置，與下視丘互相連接，關係到分泌及調節身體的荷爾蒙作用。若是發生腫瘤，可能會因為機能亢進造成巨人症或肢端肥大症等疾病。此外，腦下垂體周圍還有視神經、視神經交叉部位以及顳葉等重要器官。特別是視神經交叉部位，它是將左右眼收集而來的資訊進行轉換的交界處，若是該處的神經被切斷或發生損傷，那麼視野就會急遽地縮小，所見範圍幾乎只剩下正面部分而已。

另外，2000 年以色列索羅卡大學神經科醫生佛拉迪米爾・貝林格（Vladimir Berginer）在《以色列醫學會期刊》（*Israel Medical Association Journal*）上發表的內容，也是以費索德教授的論文做為基礎。他的研究團隊列舉了幾個證據：第一點，歌利亞的身前總是有一位替他拿盾牌的士兵。他們認為這是因為歌利亞有視野

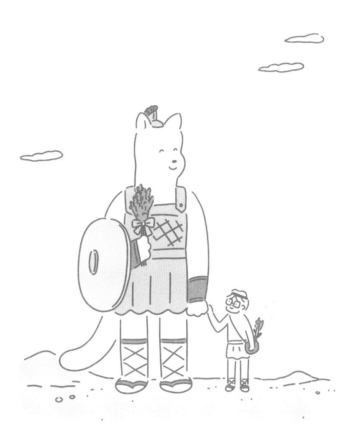

狹窄的問題,所以需要有人為他帶路。第二點,歌利亞向大衛說:
「你把我視為狗,拿著棍棒們(sticks)朝我而來嗎?」這也是由
於視神經交叉部位損傷所造成的視覺障礙,讓他把大衛手上拿的
一根棍棒(stick)看成複數(sticks)的影像。最後一點,當大衛
向歌利亞投擲石頭,擊中他的額頭後便結束了這場戰役。由於腦
下垂體的腫瘤造成生長激素過度分泌,導致患者額頭部位的副鼻
竇變大,因此骨頭的厚度變薄,眉間成為他最脆弱的部位,所以
無法承受這樣的衝擊。

類似的故事並非只是對《聖經》中出現的句子進行推測,1864
年安德烈·維爾加(Andrea Verga)教授已對腦下垂體腫瘤引起的
殘疾患者做過檢查,確認有核桃般大小的腫瘤壓迫在腦下垂體內視
神經交叉部位上。另外,1886年法國神經學家皮埃爾·馬里(Pierre
Marie)教授,則是首次使用了「肢端肥大症」(acromegaly)一詞,
詳細地記錄了巨人症的相關症狀。

英國著名的漫畫家湯姆·高爾德(Tom Gauld)在他的作品《歌
利亞》裡,以不帶歷史偏見的角度重新審視了歌利亞。故事以「會
不會歌利亞只是塊頭大而已,其實是個天性善良的士兵呢?」的
假設做為開端,描述歌利亞本來只是個純樸的農夫,由於體格魁

梧的關係，於是成為眾人畏懼的存在。甚至還因為外貌之故被迫上戰場，在非出於本人意願的情況下成為戰場先鋒，最後悽慘地死去。作者用黑色幽默的方式，重新演繹了這個經典故事。

看完這部漫畫之後，讓我明白歌利亞並非是個好鬥之人，而是一個在身體和精神上承受了無數痛苦的殘疾人士，為了協助他克服這種痛苦，需要周遭的人給予更多關愛。但願將來殘疾人士可以生活在一個沒有不便與偏見的社會裡，屆時與我們一同生活的歌利亞就不再是可怕的形象，而是與眾人和睦相處的幸福角色。

尋找
丟失的回憶

人們透過五感將每天接收到的眾多訊息儲存在大腦中。早晨在耀眼的陽光下醒來，從溫暖的被窩中起床後，一邊喝著香氣四溢的咖啡，一邊閱讀報紙，耳朵同時聽著從收音機傳來的音樂。在聽音樂的同時，腦中突然想起昨天跟久違的小學同學們見面的事。小時候一起在學校操場上玩橡皮筋，玩到太陽下山還不肯回家，所以被媽媽罵了一頓；還有趁老師不注意時，大家偷偷躲在桌子底下瓜分奶油麵包的那些幸福時光。

你是否曾經想像過，如果從某一天開始，當你從睡夢中醒來，突然所有的幸福回憶都從腦海中消失的話，我們會變成什麼樣的狀態呢？我想，此時大多數的人都會為了找回失去的記憶而絞盡腦汁吧。若是用盡千方百計還是找不回來的話，大家應該都會陷入「精神崩潰」的狀況。

然而，令人感到惋惜的是，得到痴呆症的患者每天都得受到這樣的折磨。在痴呆症初期，很多患者都會向醫師自訴症狀，說自己可以清楚地記得小學同學的名字，可是卻怎麼也想不起來昨天才見面的客戶叫什麼。

用日常生活中常見的物品來舉例的話，似乎更容易說明這個情況。假設我們的大腦是一台電腦，若是每天儲存相同份量的訊息，硬碟空間就會逐漸被填滿，等到某天超過硬碟容量，那麼電腦就再也無法儲存新的資訊。不過，就最近美國 MIT 利根川進教授研究團隊在《自然》（Nature） 雜誌上發表的成果來看，或許今後我們得對一直以來深信不疑的痴呆症機制重新改觀。

研究人員利用經遺傳改造出現腦退化症狀的老鼠來進行實驗，結果發現在痴呆症初期並非無法創造出新的記憶，而是因為從記憶庫中讀取記憶的過程出了問題，才會導致失智現象。也就是說，痴呆症並不是無法記住新的事物，而是需要回想的時候，沒辦法找出腦海裡的記憶。假設我們的大腦是一台電腦，那麼痴呆症的發生並不是因為硬碟容量已滿而無法儲存新的資訊，而是無法正確地從資料庫中提取所需的訊息。

或許這個發現會給眾多的痴呆症患者帶來巨大的希望。因為若是一開始腦部就無法儲存新資訊的話，那麼痴呆症患者就絲毫沒有恢復記憶的可能性。不過，若是資訊仍然儲存在大腦深處，只是無法順利提取的話，那麼將來只要開發出取回資訊的新技術，痴呆症患者就有希望重新找回丟失的記憶。

　　我在前文中也曾經提過，近來先進國家紛紛在繪製大腦地圖的研究上投入了天文數字般可觀的經費。21 世紀初，美國總統巴拉克‧歐巴馬宣佈要揭開人類大腦的神祕面紗，征服包括痴呆症在內的各種腦部疾病，於是投入了超過三兆六千億韓圜的資金做為研究經費，雄心勃勃地展開各項實驗計畫。而韓國也在大邱建造了具有主導地位的腦科學研究所，以此地為中心致力於研究人類大腦的奧祕。

　　這些研究的重心正是「繪製大腦地圖」，若是真有一天人類的大腦地圖得以完成，或許我們就可以將痴呆症患者腦中迷失的記憶重新找回來。雖然也有人擔心這些記憶並不是迷路而是離家出走，不過比起這樣的擔心，讓人類從痴呆症的威脅中解脫，對社會來說才是更加重要的事。為了諸多因痴呆症而辛苦的人們，希望科學家可以早日開發出協助找回丟失記憶的新技術。

像蝴蝶般飛舞，
像蜜蜂般螫刺的男人

　　2016 年 6 月 3 日，拳擊史上最偉大的選手離開了人世，這個人正是鼎鼎大名的穆罕默德・阿里（Muhammad Ali）。他以原名小卡修斯・馬塞勒斯・克萊（Cassius Marcellus Clay Jr.）在 1960 年羅馬的奧林匹克運動會上，奪得了輕量級比賽的金牌。此後因為改信伊斯蘭教，所以將名字改為穆罕默德・阿里。阿里雖然是重量級選手，但是卻以驚人的反應速度和動作聞名。其後李小龍從他疾如閃電的腳步動作獲得靈感，在相較之下較為含蓄的中國功夫中加入阿里的步伐，打鬥時像拳擊選手般飛快地移動，並且發出特有的叫喊聲，打造了自己專屬的武術風格而盛行一時。

　　以絢爛的步法讓對手望之卻步的阿里，在 1981 年最後一場比賽後宣布退役。15 年後，他出席了 1996 年在美國亞特蘭大舉行的奧

香氣腦科學
教你如何利用「香氣」刺激大腦，揭開情緒、學習、人際關係與病痛的 60 個腦內祕密

運會開幕式，並點燃了奧運聖火，但令人遺憾的是，當年全盛時期的華麗步伐已不復見，他邁著虛弱的腳步，用顫抖的手艱難地點燃了聖火。阿里在長年的拳擊生涯中患上了職業病「拳擊手腦病症候群」（punch drunk syndrome），因此變得口齒不清，步履維艱，最終引發了「帕金森氏症」（Parkinson's disease），又稱「帕金森症候群」（Parkinsonism），讓他晚年飽受折磨。

帕金森氏症是在 19 世紀末，由英國醫生詹姆斯·帕金森首度詳述了此病的相關症狀，因此以他的名字做為病名。這是一種退化性神經疾病，患者的身體或手會不自覺地顫抖，或是出現肢體僵硬及動作遲緩等症狀。帕金森氏症的起因是由於異常的蛋白質累積在神經細胞上，導致細胞壞死所引起的疾病。致病原因除了異常蛋白質的累積之外，腦中風、藥物中毒以及受到外傷後也有可能引發致病的風險。像穆罕默德·阿里這樣的拳擊手，由於腦部持續受到強烈衝擊，很容易引發帕金森氏症。此外，經常用頭頂球的足球員也是罹患此病的高危險群。

透過各種研究，我們得知了帕金森氏症是因為腦內分泌多巴胺的器官出現異常，所以才會產生疾病，於是此後的研究者紛紛試圖以注射多巴胺的方式來緩解帕金森氏症，但是效果皆不理想。

理由是因為多巴胺會在人體內被分解，真正能夠到達腦部的量實在有限。

之後由於多巴胺的前驅物「左旋多巴」（levodopa）合成成功，因此開發口服藥劑的實驗也隨之大功告成，在帕金森氏症的治療上提供了劃時代的轉機。另外，為了不使藥物在傳達到腦部之前就被周圍的酵素代謝分解，同時也開發出可以抑制其酵素的抑制劑。如今帕金森氏症已經和其他退化性神經疾病不同，它不再是讓人縮短壽命的可怕神經疾病。就最近英國和美國接連發表的研究成果來看，證實帕金森氏症患者只要照顧得當，再加上藥物治療，通常壽命與常人沒有太大的差異。

因為電影《回到未來》而廣為人知的演員米高‧J‧福克斯（Michael J. Fox）也是帕金森氏症患者，為了幫助因此病而飽受痛苦的人們，他創立了米高‧J‧福克斯基金會，積極推動治療帕金森氏症的科學研究與藥物開發，並投身於社會活動。這位演員出現在電影裡時，總是會把手插在褲子的口袋裡，他說這是為了不讓觀眾察覺自己有手部顫抖的症狀，所以才會特意採取這樣的方式。

曾經說過自己的拳擊風格是「像蝴蝶般飛舞，像蜜蜂般螫刺」的穆罕默德・阿里，如今已經離開了人世。或許現在他已經將天國的天使們聚集起來，看他表演「像天使般飛舞，像惡魔般螫刺」的精湛技術了吧？總而言之，但願他在天國可以從帕金森氏症的束縛中掙脫，重新恢復自由之身。

讓你頭好壯壯的糞便

2005 年，日本是世界上最早進入超高齡化社會（65 歲以上老年人口占總人口比率 20% 以上）的國家，而義大利、德國以及瑞典也緊跟其後，相繼進入超高齡社會。預計明年法國也即將進入超高齡社會，而韓國則是估計在 2025 年左右加入這個陣容。根據 2017 年《刺胳針》（*The Lancet*）期刊上發表的研究成果，2030 年在韓國出生的女性和男性預期壽命分別為 91 歲和 84 歲，也就是說韓國即將成為世界第一長壽的國家。因此，如今韓國人民的目標不再只是「單純地活到老」，而是逐漸轉換成「健康地活到老」。

為了因應這樣的社會變化，許多科學家開始研究人們如何才能「健康地活到老」。最近有一篇相當有趣的研究報告，根據德國馬克斯・普朗克研究所的里卡多・瓦倫薩諾（Riccardo Valenzano）博士研究團隊發表在《BioRxiv》期刊上的內容，表示若讓老年魚

吃下年輕魚的糞便，就可以延長老年魚的壽命。之所以會有這樣的可能性，主要是因為糞便裡的腸道微生物（microbiome）。

另外，雖然與長壽研究的領域略有不同，不過根據研究報告指出，腸內微生物在肥胖研究中也發揮了相當重要的作用。腸道寄生物的研究專家，同時也是聖路易斯華盛頓大學醫學院教授的傑弗里・戈登（Jeffrey Gordon），其研究團隊在 2006 年《自然》（*Nature*）期刊上發表了一篇論文，內容指出若是將肥胖鼠的糞便移植到正常鼠身上，正常鼠就會發胖；如果將精瘦鼠的糞便移植到正常鼠身上，那麼正常鼠就會變得苗條。此外，戈登教授的研究團隊在 2014 年《細胞》（*Cell*）期刊上再度發表了研究成果，當中的內容更為有趣，因為這次不是移植老鼠的糞便，而是利用人的糞便來做實驗，並且得到了相同的結果。也就是說，將肥胖人士的糞便移植到正常鼠身上時，正常鼠就會發胖；將苗條人士的糞便移植過去的話，牠也會跟著變苗條。

以上述的研究成果做為基礎，在美國波士頓已經設立了一家非盈利糞便銀行「OpenBiome」，他們專門搜集健康人士的糞便，目的是用於糞菌移植的臨床研究，特別是應用於治療難以對付的艱難梭菌（clostridium difficile）感染疾病，據說每年還會給予捐贈

者一千萬韓圜左右的費用做為報酬。古代有句諺語：「想入藥時，連狗屎也找不到」，或許這句話在不久的將來就會應驗，因為想要找到合適的捐贈者據說很不容易。說不定以後在衛生所外排隊的人不是為了捐血，反倒是為了「捐糞」而來呢。

腸內微生物的研究不只適用於肥胖或長壽的領域，其實它對於大腦活動也有相當重要的作用。根據加拿大麥克馬斯特大學普雷米斯爾・貝瑞克（Premysl Bercik）教授的研究團隊，2015年在《自然──通訊》（*Nature Communications*）期刊上發表的內容來看，腸內微生物的環境也可能會對焦慮症和憂鬱症帶來影響。也就是說，如果將有助於緩解焦慮症和憂鬱症的腸內微生物移植到病患體內，那麼就可能在不使用藥物的情況下使症狀得到改善。

身為香氣博士的我，放著芬芳馥郁的故事不談，卻在這個章節裡說了很多與香氣一點也沾不上邊的糞便話題。不過，我認為在人類腸道中製造糞便的微生物，就像是為了讓我們能夠生活在美好世界裡，而在社會角落默默替大家清除髒亂的清道夫一般。若是未來能夠透過科學家們持續的努力，將腸內微生物對腦部影響的作用全部釐清的話，說不定在不久的將來，我們會在電視廣告中看到「來點讓你頭好壯壯的便便吧」這樣的台詞呢！

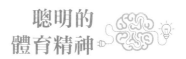

聰明的
體育精神

　　每年夏天都會在大邱舉行「世界名校賽艇慶典」。世界知名的大學像是美國哈佛大學和麻省理工學院（MIT）、英國劍橋大學、瑞士的蘇黎世聯邦理工學院（ETH）、澳洲雪梨大學、中國的香港科技大學以及韓國大邱慶北科學技術院（DGIST）的學生都會組隊參加。

　　這個比賽最大的看頭，在於將來自不同國家和大學出身的選手重新混合，以全新的組合進行 12 公里的賽程。其實，賽艇比賽的規則是在 1 公里的距離內，看誰能用最短的時間到達終點。光是 1 公里的賽程，就已經讓選手有心臟快要爆開的感覺，肌肉也因為乳酸堆積而痠痛不已，更何況是賽程足足超過 10 倍的 12 公里競賽。透過這場賽艇慶典，想必選手們一定都能體會何謂人類肉體

和意志力的極限。然而，每當比賽結束後，即便選手帶著一副剛從鬼門關走一遭的表情走下賽艇，也馬上就會和同伴們擁抱在一起，開心地分享完成比賽的成就感。

像這樣美好的體育精神，就連在一旁觀看的人都會有種如沐春風的感受。偶爾在比賽途中用望遠鏡欣賞，看到每個選手都帶著痛苦萬分的表情划槳，此時我不禁想到，若是能夠得到機能亢進藥物的幫助，或許他們就能夠更加輕鬆地比賽吧。然而，從2014年由德國媒體曝光的俄羅斯運動員服用興奮劑事件來看，若是真的有藥物可以讓運動員不需花費太多精力，就可以縮短紀錄或是提高成績的話，那麼想必大多數的運動員都無法抵抗這樣的誘惑。但是，俄羅斯國家代表隊的選手並非只有少數項目的特定選手服藥，而是參加奧運的大部分選手集體服用禁藥，因此讓人覺得俄羅斯選手的體育精神似乎已經黯然失色。

就大腦醫學的觀點來看，當我們提到興奮劑時，必須要面對的是道德悖論的問題。如果說我們的人生是一場運動比賽，那麼服用禁藥就是一種違法的行為，關於這種藥品的開發也應該被禁止。不過，若是換個角度來思考，假設服藥的對象不是一般人而是殘疾人士，服用這些藥物對他們的治療能有所幫助的話，那麼我們

反而應該鼓勵研究人員去開發此類藥物。過去曾經出現過一種據說可以提高學生注意力，增進學習效果的藥物，當時還頗受大眾喜愛。但是後來才知道，那個藥物就是體育競賽運動員私下經常服用的代表性禁藥，因此也衍生出相當大的社會問題。不過，實際上這種藥物也能夠緩解情緒障礙患者的不穩定狀態，或是改善痴呆症初期患者的症狀，所以它也是一種不可或缺的重要藥品。

　　由此可見，我們並不能完全禁止這類藥物的開發。此外，近來由於資訊及通訊科技的發展，腦科學的融合性研究也有飛躍性的進步，於是又拋出了另一個問題：如果不使用藥物的話，是否就不算是服用興奮劑呢？在美國已經發展出不需服用藥物，而是利用電流刺激大腦的方式來提高運動選手能力的「大腦興奮技術」（brain doping）。根據研究結果來看，當研究人員在滑雪選手的大腦施予電流刺激（跨顱直流電刺激，tDCS）之後，發現他們的跳躍能力和平衡感皆提高了 70% ～ 80%。研究人員解釋，這是因為大腦在電流的刺激下促進了可塑性，讓腦內負責運動領域的部位創造出新的神經網絡連結，因此對於學習高難度的新技術時相當有益。往後又會有什麼樣新奇的大腦興奮技術出現在我們眼前呢？真是令人難以想像。

然而，無論有什麼樣的技術登場，希望至少在運動方面，韓國的選手們還是能夠循規蹈矩，以戰勝自我的意志鍛鍊出健康的肌肉與聰明的頭腦，成為堂堂正正與世界匹敵的運動員。

甜則吞，
苦則吐

　　人的味覺可以感受到五種味道，而味道具有將食物中的資訊傳到大腦的作用。舉例來說，如果食物中加了鹽，就會感受到「鹹味」；吃到壞掉或是加了醋的食物，就會感受到酸溜溜的「酸味」。另外，若是吃到含有身體所需的營養成分葡萄糖的食物，就會感受到「甜味」，讓人忍不住一口吃下肚；如果吃完後會讓人出現腹瀉症狀，或是含有令人身體不適的毒性成分，那麼一感受到這股「苦味」時，就會反射性地想要吐出來。此外，我們在吃烏龍麵時感受到的風味叫做「鮮味」，還有一種滋味目前雖然尚需透過研究來驗證，不過近來有學者主張，我們從雪花牛肉、五花肉或是肥腸中品嚐到的油脂香氣也是一種味道，類似在安東宗家體驗到的用時間釀造出的「濃郁味」。

　　事實上，我們所感受到的味道不僅僅是從舌尖品嚐到的，其中

還包含個人過去的經驗與當時的情感，大腦會將所有關於味道的事情全部記錄下來。特別是人對於食物的記憶更為強烈，舉例來說，若是小時候因為吃了魚而嚴重腹瀉，有過這種慘痛經歷的話，那麼長大成人之後把魚視為拒絕往來戶的機率就非常高。

　　最近在《自然》（Nature）期刊上有關於味道與大腦反應的研究成果，內容相當有趣。哥倫比亞大學查爾斯・祖克（Charles Zucker）教授的研究團隊發現，處理甜味和苦味的神經迴路會投射到大腦杏仁核（amygdala）中的不同區域。杏仁核的主要功能為掌管焦慮、驚嚇及恐懼等負面情緒，故有「情緒中樞」之稱，屬於大腦邊緣系統的一部分。其後祖克教授的研究團隊不斷進行與味道和大腦認知相關的研究，在 2015 年於《自然》期刊上發表了後續的研究成果，關於舌尖上感受到的甜味與苦味，這些訊號會發送到大腦味覺皮層（gustatory cortex）的不同部位，因此我們才能夠判斷出甜與苦之間的差異。

　　從他們的研究成果中可以得知，甜味和苦味的資訊不僅會被發送到味覺皮層的不同區域，將其標記為甜或苦，還會由味覺皮層投射到杏仁核的不同位置，從相對應的位置區分出愉悅感或厭惡感。也就是說，當我們從食物中品嚐出甜味時，大腦會先感受到

「好甜啊」，然後產生「喜歡」的感覺，進而愉快地享用；相反地，若是吃到帶有苦味的食物，那麼大腦則是會先反應「啊，好苦」，接著判斷這是「討厭」的食物而拒絕食用。

大腦處理味覺資訊的方式與處理嗅覺的方式不一樣。當我們聞到某種香氣時，大腦中分辨這是「花的香氣」或「草本植物香氣」的迴路，以及感受某種香氣是「喜歡」或者「討厭」的迴路都是各自獨立。換句話說，處理香氣的大腦迴路也分為區別香氣種類的嗅覺皮層，以及判斷香氣喜好程度的杏仁核，兩者的迴路構成完全不同。嗅覺和味覺雖然都是感知化學物質引發的感覺，但是大腦的處理方式卻各有不同，人體真是非常地奧妙。

在我閱讀祖克教授的這篇論文時，突然想起自古以來流傳的一句話：「甜則吞，苦則吐（意指挑三揀四）」，細細品味之後益發對祖先們感到敬佩，明明他們從未接受過正規的科學教育，卻能夠如此精確地洞察科學真理。若是讓我用自己的想法來解釋這句諺語，我會這麼說明：「嚐到甜食時味覺皮層會先辨識其甜，杏仁核覺得喜歡而讓人下咽；吃到苦味時味覺皮層會先辨識其苦，杏仁核認為討厭而讓人吐掉。」但願大家只把這句諺語運用於食物上，而非用來形容人與人之間的關係！

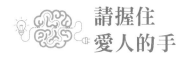

請握住
愛人的手

　　2018 年平昌冬季奧運會給韓國國民帶來了滿滿的自豪與感動，其中最打動人心的部分正是開幕典禮。自從 1988 年奧運聖火在首爾熄滅後，時隔 30 年之後才又再次在韓國被點燃，而開幕典禮的每個環節全都讓觀眾們看得目不轉睛。我們只用了不到北京奧運會或索契冬奧會開幕典禮十分之一的預算，就呈現出獨具一格且別出心裁的表演，獲得全世界觀眾的一致好評。

　　在觀看平昌冬奧會開幕典禮時，腦海中浮現了以前收看 1988 年首爾奧運會開幕典禮的回憶。當時由一位小朋友率先滾著鐵圈出場，最後的環節則由曾經活躍於瑞士的韓國人組合「高麗亞那」（Koreana）演唱奧運主題曲《心手相連》做結，是最令我印象深刻的部分。歌詞中唱到「我們一起手拉手翻越高牆，彼此相愛團結一

心」，現在回想起來，當時的奧運比賽因為受到冷戰時期的影響而遭受抵制，但首爾奧運會打破了這個僵局，讓原先黯淡無光的奧運精神重新恢復光彩，以這層意義來看，這首歌曲與首爾奧運會真是相得益彰。

雖然手牽手這個行為，並不能讓世界和平在一夕之間實現，但是的確會給我們的大腦帶來許多立即性的神奇效果。我們可以透過握手感受對方的體溫，並且與對方的心理狀態產生共鳴，甚至還可以體會到對方的痛苦，進而一同分享悲傷。實際上也有研究可以證明這個事實。美國科羅拉多州立大學心理系的帕維爾·戈德斯坦（Pavel Goldstein）博士的妻子因為初次生產而痛苦不已，他在分娩室陪伴時感到不知所措，因此不斷跟她說些安慰的話，但此時妻子卻告訴他：「你別再說了，只要握住我的手就好。」當下妻子的要求讓他感到十分驚訝。原來，比起千言萬語的慰問之詞，默默握住對方的手反而更能給予安慰，並且讓他的妻子稍微從痛苦中脫離，這件事激發了他的好奇心。

戈德斯坦博士以自己的經驗為基礎，為了進一步了解牽手與降低疼痛之間的關係，開始展開了研究。戈德斯坦博士的研究團隊找到數對情侶做為實驗對象，並且讓女生的手臂承受輕微的疼痛，接著

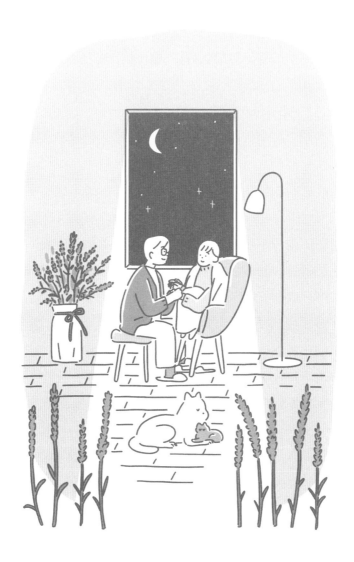

香氣腦科學
教你如何利用「香氣」刺激大腦，揭開情緒、學習、人際關係與病痛的 60 個腦內祕密

再讓不同的人握住她的手，然後使用腦電圖觀察其腦波活動變化，確認是否有降低疼痛的效果。結果發現，當戀人握住她的手時，兩人的脈搏跳動頻率會趨於一致，雙方的腦波也會達到同步性，因此女生的疼痛感受會大大地降低。有趣的是，並不是任何人牽起女生的手都可以達到減輕疼痛的效果，也就是說，當陌生人握住她的手時，不會出現降低痛苦的效果。另外，即使彼此是情侶關係，倘若只是呆呆地看著對方而沒有任何接觸，同樣也不會產生減輕痛苦的效果。

戈德斯坦博士表示，相愛的人彼此牽手可以增強雙方的腦波同步性，打破兩人內心的界限，深刻地感受到另一半的同理心與安慰。當配偶結束辛苦的工作歸來時、有機會與父母相見時、孩子剛踏入社會工作或是揹負著繁重的課業時，都請你一定要緊緊地握住他們的手。握手不單單只是一種心理慰藉的行為，更可以讓你所愛的人減低身心的痛苦，是一種具有正向意義的治療方法。因此，我希望大家從今天開始，當你和心中所愛的人在一起時，不要只是口頭上打聲招呼而已，而是務必緊緊握住他們的手。

香氛治療法
擴散至全身的芳香療法功效

．．．

　　利用香味治療疾病的芳香療法起源於古埃及，當時人們認為疾病是一種「病魔」，因為被惡靈附身才會生病，所以他們會從植物中提取芳香物質，藉由燃香來辟邪驅鬼。像這樣將植物中原有的芳香成分提煉出來，利用它來安定身心健康或是促進美容的行為，稱為「芳香療法」（aromatherapy）。據悉「芳香療法」這個詞彙是由 20 世紀初的法國科學家雷內·莫里斯·蓋特福斯（Rene-Maurice Gattefosse）博士所創，是由芬芳之意的「aroma」加上意謂治療的「therapy」兩個單字組合而成。目前芳香療法以各種型

態在全世界被廣泛地運用，包括香氛蠟燭、擴香以及塗抹式的精油或乳液等。芳香療法大多以間接性的方式應用於緩解頭痛症狀、減少壓力荷爾蒙皮質醇的分泌、舒緩緊張情緒以及安定心神等方面。另外，芳香療法也可以提高心臟動脈的循環，改善心血管疾病的症狀，或是用於治療哮喘等肺部疾病。而最近也開始以芳香療法對痴呆症患者進行治療，根據報告顯示，痴呆症患者們在接受芳香療法後，不僅不安和憂鬱的症狀得到緩解，而且對於醫療團隊的配合度也有所提高，增加了治療的便利性。像這樣的芳香療法是透過鼻腔，從刺激嗅覺器官開始的過程。嗅覺器官一旦受到刺激，就會活化大腦的邊緣系統，同時也會對處理嗅覺資訊的下視丘帶來影響。下視丘是調節身體多種機能的中樞組織所在處，透過芳香療法吸入體內的芳香物質，會在身體各個器官之中發揮作用，成為開啟治療之門的重要鑰匙。雖然芳香療法目前已經得到大眾的高度關注，也展現出實際的治療效果，但是仍然需要更多的研究加強證實其療效，才能夠迎來所有人都能安心使用的普及化時代。

首先，關於芳香療法的成效必須要通過更多的科學研究才能確信，不過許多研究人員皆認為，芳香療法的效果是憑藉著嗅覺受

器才得以完成。嗅覺受器位於鼻腔上部，它會接受來自外界的化學刺激，也就是說，唯有芳香物質直接與嗅覺受器產生接觸，芳香療法的效果才會出現。做為芳香療法效果的作用機轉而備受矚目的嗅覺受體，其遺傳基因是在 1991 年由美國哥倫比亞大學的理察·阿克塞爾（Richard Axel）教授，與當時在他底下擔任博士後研究員的琳達·巴克（Linda Buck）共同發現。此後，阿克塞爾教授和巴克教授分別離開原先工作的哥倫比亞大學和哈佛大學，前往福瑞德哈金森研究中心繼續進行關於嗅覺受器功能的研究。由於他們在嗅覺方面的卓越成就，讓他們一起獲得了 2004 年的諾貝爾生理學或醫學獎。嗅覺受器可以說是芳香物質的感測器，是一種存在於鼻腔嗅上皮的嗅覺神經細胞。嗅覺神經細胞是一種特殊的雙極神經細胞，它的樹突（dendrite）向上延伸，靠近鼻腔末端的部位形成嗅覺纖毛，而這個纖毛與外部環境直接接觸。另外補充一點給大家參考，人體中直接暴露在外部環境的神經細胞，就只有嗅覺神經細胞而已。兩位教授正是在這個嗅覺纖毛中發現了嗅覺受器，它可以感知這個世界上超過一兆種化學物質，並且將感知到的資訊發送給大腦。嗅覺神經細胞的軸突（axon）會與名為嗅球（olfactory bulb）的中樞神經系統直接發生接觸，將嗅覺受

香氣腦科學
教你如何利用「香氣」刺激大腦，揭開情緒、學習、人際關係與病痛的 60 個腦內祕密

器感知到的化學物質資訊傳送到大腦。

在發現嗅覺受器的遺傳基因之後，有更多的研究人員投入與嗅覺受器相關的研究。再加上分子遺傳學的日益發展，想要深入探討更多細節也並非不可能。此外，還有一件有趣的事，嗅覺受器不僅存在於感知氣味的鼻腔內嗅上皮部位，在其他組織裡也發現了它的存在。1995 年美國約翰霍普金斯大學醫學院的索羅門‧史奈德教授的研究團隊，在《分子醫學》（*Molecular Medicine*）期刊上首次發表了在精子中發現嗅覺受器的內容。透過眾多研究人員的後續研究，陸陸續續在其他非嗅覺器官的地方也發現了嗅覺受器。將這些研究成果整理過後，發現一件令人驚訝的事實，原來嗅覺受器無所不在，可以說從頭到腳都可以找到它的蹤跡。根據上述的研究成果，發現嗅覺受器存在的部位除了鼻子之外，分別是舌頭、大腦、心臟、肺臟、肝臟、腎臟、大腸、小腸、皮膚、精子及睪丸。以在我們全身上下發現的嗅覺受器做為研究基礎，想必今後可以藉由科學方法找出各種芳香物質相互對應的器官，讓芳香療法產生最直接的效果。

　然而，身體器官中雖然有像舌頭、皮膚、部分的肺臟以及腸子等直接暴露在外部環境下的器官，不過也有像大腦、肝臟以及心臟等無法與外部環境接觸的部位。因此，這些未暴露於外的器官，其嗅覺受器就無法與芳香物質產生直接的接觸。不過，由於芳香療法的芳香成分可以透過多種途徑滲透到我們的體內，因此不能排除這些芳香物質對大腦、肝臟、心臟等臟器產生直接影響的可能性。芳香療法所使用的芳香成分被身體吸收的途徑大致可以區分如下：由鼻腔吸收的芳香物質會進入喉嚨或支氣管，然後吸附在粘膜上，滲入存於粘膜之下的血管；透過呼吸進入肺部的則是經由肺泡滲入血管之中；另外還有透過消化器官直達腸道的方式；以及被皮膚吸收之後滲進皮下血管裡等。其實以皮膚的情況來說，皮膚組織內的細胞中原先就有嗅覺受器存在，因此芳香療法對促進皮膚再生或修復傷口等效果，直接透過皮膚組織嗅覺受器產生作用的可能性較高。不管是藉由什麼樣的途徑，芳香物質都是透過血管傳達至全身，找到各個器官的嗅覺受器發揮其作用。2017年在我的研究室和延世大學朴泰善教授研究室所進行的研究就是一個例證。我們將從植物中萃取的芳香物質透過腹腔注射的方式打入老鼠體內，這種芳香物能夠刺激肝臟組織內脂肪細胞的嗅覺

香氣腦科學
教你如何利用「香氣」刺激大腦，揭開情緒、學習、人際關係與病痛的 60 個腦內祕密

受器，進而使脂肪細胞縮小，以達到治療肥胖等代謝疾病之功效。換句話說，透過腹腔注射的芳香物質會滲透到血管之中，經由血液流入肝臟，刺激脂肪細胞的嗅覺受器使其活化，讓芳香療法的效果得以呈現出來。

目前芳香療法仍然是一項需要進行各項科學研究的技術。為了期待效果快速呈現，芳香物質大部分都會添加有助香氣揮發的有機溶劑，若是直接塗抹在皮膚上或是飲用的話，可能會引發皮膚疾病或消化道異常。此外，若是身體吸收過量並且滲透到血液之中的話，可能會對有解毒之效的肝臟或負責排毒的腎臟等造成過度負擔，嚴重的話可能會導致臟器受損。因此，在執行芳香療法時，最好能夠有具相關知識和經驗的專家在一旁協助。期待今後關於嗅覺受器的研究能夠蓬勃發展，讓我們可以把更加安全且無副作用的芳香療法介紹給大家。

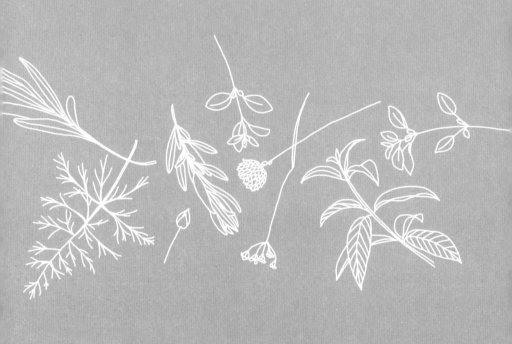

感謝的話

　　這本書得以面市，必須感謝多方人士的協助。首先要感謝至今為止一直給予我很多靈感，並且不吝於鼓勵我的（株）Book21出版社張美姬組長、全敏智編輯以及嶺南日報朴鍾文教育組長。另外，還要感謝林元哲調香師給了我很棒的點子，讓我得以在本書中將文字與香氣融為一體。和我一樣對腦科學各個領域抱持著廣泛興趣，不分時間與場所與我展開熱烈討論，讓我每天都不斷成長的同好們與 Moon Lab. 成員們，趁這個機會也要向你們致上我的謝意。總是第一個閱讀文章，並且給予犀利批評的智慧、將艱澀的腦科學醫學知識用簡單明瞭的方式說明的兩位大哥、30年前送我文字處理軟體當作禮物的姊姊和姊夫，以及每次節日聚會時都要默默聽我滔滔不絕、長篇大論的家人們，真心感謝你們對我的包容。最後，要感謝我的父母親，雖然他們從未學習過腦科學相關知識，但是卻時刻叮囑我：「腦袋越用越靈光」，對我而言，他們就是全世界最好的腦科學專家，在此向我的父母親致上敬愛與感恩。

國家圖書館出版品預行編目（CIP）資料

香氣腦科學：教你如何利用「香氣」刺激大腦，揭開情緒、學習、人際關係與
病痛的 60 個腦內祕密 / 文濟一著；陳曉菁譯 .-- 初版 .-- 新北市：遠足文化事
業股份有限公司 , 2021.06
272 面；14.8 X 21 公分
譯自：나는 향기가 보여요
ISBN 978-986-508-090-7（平裝）
1. 健腦法 2. 芳香療法

411.19   110003795

香氣腦科學

教你如何利用「香氣」刺激大腦，揭開情緒、學習、人際關係與病痛的 60 個腦內祕密

나는 향기가 보여요

作　　　者 —— 文濟一（문제일）
譯　　　者 —— 陳曉菁
副 總 編 輯 —— 賴譽夫
特 約 編 輯 —— 張召儀
執 行 　長 —— 陳蕙慧

行 銷 總 監 —— 陳雅雯
行 銷 企 劃 —— 尹子麟、余一霞、張宜倩
封 面 設 計 —— 高小茲
內 頁 排 版 —— Sheng

出　　　版 —— 遠足文化事業股份有限公司
發　　　行 —— 遠足文化事業股份有限公司 (讀書共和國出版集團)
地　　　址 —— 231 新北市新店區民權路 108-2 號 9 樓
電　　　話 —— (02) 2218-1417
傳　　　真 —— (02) 2218-0727
客 服 信 箱 —— service@bookrep.com.tw
郵 撥 帳 號 —— 19504465
客 服 專 線 —— 0800-221-029
網　　　址 —— https://www.bookrep.com.tw
臉 書 專 頁 —— https://www.facebook.com/WalkersCulturalNo.1
法 律 顧 問 —— 華洋法律事務所　蘇文生律師
印　　　製 —— 呈靖彩藝有限公司

初版一刷　西元 2021 年 6 月
初版四刷　西元 2024 年 4 月
Printed in Taiwan
定價 360 元
ISBN 978-986-508-090-7
有著作權　侵害必究
特別聲明：有關本書中的言論內容，不代表本公司／出版集團之立場與意見，文責由作者自行承擔。